| 9 | 10 | 11 | 12 | 13 | 14 | 15 | 16 | 17 | 18 |
|---|---|---|---|---|---|---|---|---|---|
| . NG | | 1. NG | 2. NG | 3. HG | 4. HG | 5. HG | 6. HG | 7. HG | 8. HG |
| | | | | | | | | | 2<br>**He**<br>Helium |
| | | | | 5<br>B<br>Bor | 6<br>C<br>Kohlenstoff | 7<br>N<br>Stickstoff | 8<br>O<br>Sauerstoff | 9<br>F<br>Fluor | 10<br>**Ne**<br>Neon |
| | | | | 13<br>Al<br>Aluminium | 14<br>Si<br>Silicium | 15<br>P<br>Phosphor | 16<br>S<br>Schwefel | 17<br>Cl<br>Chlor | 18<br>**Ar**<br>Argon |
| 27<br>Co<br>obalt | 28<br>Ni<br>Nickel | 29<br>Cu<br>Kupfer | 30<br>Zn<br>Zink | 31<br>Ga<br>Gallium | 32<br>Ge<br>Germanium | 33<br>As<br>Arsen | 34<br>Se<br>Selen | 35<br>Br<br>Brom | 36<br>**Kr**<br>Krypton |
| 45<br>Rh<br>odium | 46<br>Pd<br>Palladium | 47<br>Ag<br>Silber | 48<br>Cd<br>Cadmium | 49<br>In<br>Indium | 50<br>Sn<br>Zinn | 51<br>Sb<br>Antimon | 52<br>Te<br>Tellur | 53<br>I<br>Iod | 54<br>**Xe**<br>Xenon |
| 77<br>Ir<br>idium | 78<br>Pt<br>Platin | 79<br>Au<br>Gold | 80<br>Hg<br>Quecksilber | 81<br>Tl<br>Thallium | 82<br>Pb<br>Blei | 83<br>Bi<br>Bismut | 84<br>Po<br>Polonium | 85<br>*At*<br>Astat | 86<br>***Rn***<br>Radon |
| 109<br>*Mt*<br>eitnerium | 110<br>*Ds*<br>Darmstadtium | 111<br>*Rg*<br>Roentgenium | *112* | *113* | *114* | *115* | *116* | 117 | 118 |
| 63<br>Eu<br>ropium | 64<br>Gd<br>Gadolinium | 65<br>Tb<br>Terbium | 66<br>Dy<br>Dysprosium | 67<br>Ho<br>Holmium | 68<br>Er<br>Erbium | 69<br>Tm<br>Thulium | 70<br>Yb<br>Ytterbium | 71<br>Lu<br>Lutetium | |
| 95<br>*Am*<br>mecium | 96<br>*Cm*<br>Curium | 97<br>*Bk*<br>Berkelium | 98<br>*Cf*<br>Californium | 99<br>*Es*<br>Einsteinium | 100<br>*Fm*<br>Fermium | 101<br>*Md*<br>Mendelevium | 102<br>*No*<br>Nobelium | 103<br>*Lr*<br>Lawrencium | |

Müller · Schwarzbach

# Formelfuchs – Pharmazie

# Formelfuchs Pharmazie

Bernhard Müller, Waldfischbach-Burgalben
Ralf Schwarzbach, Mainz

Mit 18 Abbildungen,
61 Formelzeichnungen und
35 Tabellen

WVG Wissenschaftliche Verlagsgesellschaft mbH Stuttgart

**Autoren**
**Dr. Bernhard Müller**
Hirtenstr. 38, 67714 Waldfischbach-Burgalben
formelfuchs@web.de

**Dr. Ralf Schwarzbach**
formelfuchs@web.de

**Hinweise**

Alle Angaben in diesem Buch wurden sorgfältig geprüft. Dennoch können die Autoren und der Verlag keine Gewähr für deren Richtigkeit übernehmen.

Ein Markenzeichen kann warenzeichenrechtlich geschützt sein, auch wenn ein Hinweis auf etwa bestehende Schutzrechte fehlt.

Bibliografische Information der Deutschen Nationalbibliothek
Die Deutsche Nationalbibliothek verzeichnet diese Publikation in der Deutschen Nationalbibliografie; detaillierte bibliografische Daten sind im Internet unter http://dnb.d-nb.de abrufbar.



ISBN 978-3-8047-2392-4


Birkenwaldstr. 44, 70191 Stuttgart
www.wissenschaftliche-verlagsgesellschaft.de
Printed in Germany
Satz: Dörr + Schiller GmbH, Stuttgart
Druck und Bindung: Auer, Donauwörth
Umschlaggestaltung: Atelier Schäfer, Esslingen

# Vorwort

Vor Ihnen, sehr verehrte Damen und Herren, liegt eine kleine, kompakte „Formelsammlung“, die für die einführenden Praktika in den Fächern Chemie, physikalische Chemie und Arzneiformenlehre/Galenik für Pharmaziestudenten sowie für die entsprechenden Praktika der PTA-Anwärter konzipiert wurde. Es hat sich gezeigt, dass ein solches Nachschlagewerk in der Ausbildung beim täglichen Arbeiten im Labor durchaus notwendig und auch in der späteren Berufspraxis sehr hilfreich ist. Wir legen hiermit eine Formelsammlung in ihrer ersten Auflage vor und hoffen auf gute Akzeptanz bei den Studenten und Schülern.

Es sei jedoch ausdrücklich darauf hingewiesen: Formelfuchs ist **kein** Lehrbuch; er dient nur als Gedankenstütze bei der praktischen Arbeit und fasst das Wissen, das in den Vorlesungen, im Unterricht und in den Seminaren vermittelt wurde, zusammen.

Der Formelfuchs besteht aus einem **Allgemeinen** und einem **Speziellen Teil**.

Der **Allgemeine Teil** enthält die für die Pharmazie relevanten Grundlagen der Gebiete Mathematik, Physik und Chemie, beispielsweise Kapitel über die notwendigen mathematischen Formeln und Zahlentafeln sowie die wichtigsten physikalischen Größen und Einheiten. Mit einem Kapitel zum stöchiometrischen und chemischen Rechnen leitet er über zu den Kapiteln des Gebietes Chemie. Dort finden sich die Konstanten von Elementen, anorganischen und organischen Verbindungen, wichtige Gleichungen der Chemie, Strukturformeln und Kenngrößen der wichtigsten Substanzen der pharmazeutischen Chemie und Biochemie sowie Grundlagen der Nomenklatur und der für die Pharmazie gebräuchlichen lateinischen Bezeichnungen der Arzneibücher (Ph.Eur. und DAB).

Der **Spezielle Teil** enthält theoretisches und handfestes Wissen mit direktem Bezug zur pharmazeutischen Praxis. Dazu gehören Tabellen mit Daten für das Arbeiten im galenischen und auch chemischen Labor, wie etwa zu Isotonieberechnungen oder Ethanolgehaltsberechnungen von Rezepturen. Kapitel zur Rezeptur und Defektur beschreiben, wie man richtig herstellt (Rezepturnotiz, Herstellungsprotokoll), dokumentiert und im Hinblick auf die Patientensicherheit korrekt kennzeichnet (Etikettierung). Eine Übersicht zur Preisbildung in Apotheken enthält die wichtigen Abschnitte der Arzneimittelpreisverordnung.

Der **Anhang** des Formelfuchs liefert die für die Kennzeichnung gefährlicher Stoffe üblichen Gefahrsymbole, R-, S- und E-Sätze.

Im Text haben wir der Kürze halber nur die männliche Form benutzt. Es sei jedoch darauf hingewiesen, dass immer Frauen **und** Männer angesprochen sind.

Wir glauben, dass wir dem Lernenden in der Pharmazie ein gutes Werkzeug für die praktische Arbeit in die Hand geben; und wir sind immer an einer Verbesserung des Formelfuchs interessiert, um ihn für den Anwender noch geeigneter zu machen. Deshalb bitten wir um Hinweise, Anregungen und sachliche Kritik – einfach per E-Mail an formelfuchs@web.de.

Die Wissenschaftliche Verlagsgesellschaft, im Besonderen seine Mitarbeiter Dr. Rainer Mohr und Dr. Eberhard Scholz, hat uns bei der Verwirklichung des Formelfuchs außerordentlich unterstützt. Ohne diese Hilfe wäre dieses Buch nicht möglich gewesen. Dafür sind wir sehr dankbar.

Waldfischbach-Burgalben und Mainz, im Frühjahr 2008

Bernhard Müller
Ralf Schwarzbach

# Inhaltsverzeichnis

# Abkürzungsverzeichnis

Abkürzungen für die physikalischen Größen, deren Einheiten und für die Einheitenvorsätze sind hier nicht aufgeführt (s. hierzu Kap. 1). Zu den Zeichen der chemischen Elemente vgl. Kap. 5; zu den Abkürzungen der Aminosäuren vgl. Kap. 7.4, Rezeptkürzel und lateinische Abkürzungen vgl. Kap. 9.1.

| | |
|---|---|
| AMPreisV | Arzneimittelpreisverordnung |
| AMWarnVO | Arzneimittelwarnhinweis Verordnung |
| ApBetrO | Apothekenbetriebsordnung |
| BE | Broteinheit |
| DAB | Deutsches Arzneibuch |
| DAC | Deutscher Arzneimittel-Codex |
| GefStoffV | Gefahrstoffverordnung (Verordnung zum Schutz vor Gefahrstoffen) |
| IUPAC | International Union of Pure and Applied Chemistry („Internationale Union für reine und angewandte Chemie“) |
| MWG | Massenwirkungsgesetz |
| NRF | Neues Rezeptur-Formularium |
| pH | pH-Wert |
| Ph.Eur. | Europäisches Arzneibuch (Pharmacopoea Europea) |
| pOH | pOH-Wert |
| PTA | Pharmazeutisch-technische(r) Assistent(in) |
| SI | Internationale Einheitensystem, abgekürzt SI (von frz.: Système international d'unités) |
| VbF | Verordnung über brennbare Flüssigkeiten |

# Allgemeiner Teil Mathematik / Physik / Chemie

## 1 SI-Basiseinheiten und physikalische Größen

### 1.1 Die sieben SI-Basiseinheiten

- das **Meter** (m) als Einheit der Länge
- das **Kilogramm** (kg) als Einheit der Masse
- die **Sekunde** (s) als Einheit der Zeit
- das **Ampere** (A) als Einheit der elektrischen Stromstärke
- das **Kelvin** (K) als Einheit der thermodynamischen Temperatur
- das **Mol** (mol) als Einheit der Stoffmenge
- die **Candela** (cd) als Einheit der Lichtstärke

### 1.2 Definition der Einheiten

| Einheit | Definition |
|---|---|
| das Meter | Das Meter ist die Länge der Strecke, die Licht im Vakuum während der Dauer von (1/299.792.458) Sekunden durchläuft. |
| das Kilogramm | Das Kilogramm ist die Einheit der Masse; es ist gleich der Masse des Internationalen Kilogrammprototyps. |
| die Sekunde | Die Sekunde ist das 9 192 631 770-fache der Periodendauer der dem Übergang zwischen den beiden Hyperfeinstrukturniveaus des Grundzustandes von Atomen des Nuklids $^{133}Cs$ entsprechenden Strahlung. |
| das Ampere | Das Ampere ist die Stärke eines konstanten elektrischen Stromes, der, durch zwei parallele, geradlinige, unendlich lange und im Vakuum im Abstand von einem Meter voneinander angeordnete Leiter von vernachlässigbar kleinem, kreisförmigem Querschnitt fließend, zwischen diesen Leitern je einem Meter Leiterlänge die Kraft $2 \cdot 10^{-7}$ Newton hervorrufen würde. |
| das Kelvin | Das Kelvin, die Einheit der thermodynamischen Temperatur, ist der 273,16te Teil der thermodynamischen Temperatur des Tripelpunktes des Wassers. |

| Einheit | Definition |
| --- | --- |
| das Mol | Das Mol ist die Stoffmenge eines Systems, das aus ebensoviel Einzelteilchen besteht, wie Atome in 0,012 Kilogramm des Kohlenstoffnuklids $^{12}C$ enthalten sind. Bei Benutzung des Mols müssen die Einzelteilchen spezifiziert sein und können Atome, Moleküle, Ionen, Elektronen sowie andere Teilchen oder Gruppen solcher Teilchen genau angegebener Zusammensetzung sein. |
| die Candela | Die Candela ist die Lichtstärke in einer bestimmten Richtung einer Strahlungsquelle, die monochromatische Strahlung der Frequenz $540 \cdot 10^{12}$ Hertz aussendet und deren Strahlstärke in dieser Richtung (1/683) Watt durch Steradiant beträgt. |

## 1.3 Abgeleitete Einheiten

In der folgenden Tabelle sind einige abgeleitete SI-Einheiten und SI-fremde, aber weiterhin gültige Einheiten aufgeführt

| Einheit, Einheitensymbol | physikalische Größe, Symbol der Größe | Bezug zu anderen Einheiten | Bezug zu den SI-Basiseinheiten |
| --- | --- | --- | --- |
| Quadratmeter, $m^2$ | Fläche, A | $1\ m^2 = 1\ m \cdot 1\ m$ | $1\ m^2 = 1\ m \cdot 1\ m$ |
| Kubikmeter, $m^3$ | Volumen, v | $1\ m^3 = 1\ m \cdot 1\ m \cdot 1\ m$ | $1\ m^3 = 1\ m \cdot 1\ m \cdot 1\ m$ |
| Liter, l (SI-fremd) | Volumen, v | $1\ l = 10^{-3}\ m^3$ | $1\ l = 10^{-3}\ m^3$ |
| Minute, min (SI-fremd) | Zeit, t | 1 min = 60 s | 1 min = 60 s |
| Stunde, h (SI-fremd) | Zeit, t | 1 h = 60 min | 1 h = 3600 s |
| Tag, d (SI-fremd) | Zeit, t | 1 d = 24 h | 1 d = 86.400 s |
| Kilogramm pro Kubikmeter, $kg \cdot m^{-3}$ | Dichte, ρ | $1\ kg \cdot m^{-3} = 10^{-3}\ g \cdot ml^{-1} = 10^{-3}\ g \cdot cm^{-3}$ | $1\ kg \cdot m^{-3} = 1\ kg \cdot 1\ m^{-3}$ |
| Newton, N | Kraft, F | $1\ N = 1\ kg \cdot m \cdot s^{-2}$ | $1\ N = 1\ kg \cdot 1\ m \cdot 1\ s^{-2}$ |
| Pascal, Pa | Druck, p | $1\ Pa = 1\ N \cdot m^{-2}$ | $1\ Pa = 1\ kg \cdot 1\ m^{-1} \cdot 1\ s^{-2}$ |
| Joule, J | Arbeit (W), Energie, (E) | $1\ J = 1\ N \cdot m = 1\ Ws$ | $1\ N = 1\ kg \cdot 1\ m^2 \cdot 1\ s^{-2}$ |
| Watt, W | Leistung, P | $1\ W = 1\ J \cdot s^{-1}$ | $1\ W = 1\ kg \cdot 1\ m^2 \cdot 1\ s^{-3}$ |

| Einheit, Einheitensymbol | physikalische Größe, Symbol der Größe | Bezug zu anderen Einheiten | Bezug zu den SI-Basiseinheiten |
|---|---|---|---|
| Grad Celsius, °C (SI-fremd) | Celsius-Temperatur | $\frac{\vartheta}{°C} = \frac{T}{K} - 273,15$ | $\frac{\vartheta}{°C} = \frac{T}{K} - 273,15$ |
| Kilogramm pro Mol, $kg \cdot mol^{-1}$ | Molare Masse, M | $1\ kg \cdot mol^{-1} = 1000\ g \cdot mol^{-1}$ | $1\ kg \cdot mol^{-1} = 1\ kg \cdot 1\ mol^{-1}$ |
| Kubikmeter pro Mol, $m^3 \cdot mol^{-1}$ | Molares Volumen, V | $1\ m^3 \cdot mol^{-1} = 1000\ l \cdot mol^{-1}$ | $1\ m^3 \cdot mol^{-1} = 1\ m^3 \cdot 1\ mol^{-1}$ |
| Mol pro Kubikmeter, $mol \cdot m^{-3}$ | Stoff- oder Objektmengenkonzentration, c (oder $c_n$) | $1\ mol \cdot m^{-3} = 10^{-3}\ mol \cdot 1^{-1}$ | $1\ mol \cdot m^{-3} = 1\ mol \cdot 1\ m^{-3}$ |
| Kilogramm pro Kubikmeter, $kg \cdot m^{-3}$ | Massenkonzentration, $c_m$ | $1\ kg \cdot m^{-3} = 1\ g \cdot 1^{-1}$ | $1\ kg \cdot m^{-3} = 1\ kg \cdot 1\ m^{-3}$ |
| Pascalsekunde, Pas | dynamische Viskosität, η | $1\ Pas = 1\ N \cdot m^{-2} \cdot s$ | $1\ Pas = 1\ kg \cdot 1\ m^{-1} \cdot 1\ s^{-1}$ |
| Quadratmeter pro Sekunde, $m^2 \cdot s^{-1}$ | kinematische Viskosität, ν | $1\ m^2 \cdot s^{-1} = 1\ m^2 \cdot 1\ s^{-1}$ | $1\ m^2 \cdot s^{-1} = 1\ m^2 \cdot 1\ s^{-1}$ |

## 1.4 Vorsätze für die SI-Einheiten

| Potenz | Name | Zeichen | Potenz | Name | Zeichen |
|---|---|---|---|---|---|
| $10^{24}$ | Yotta | Y | $10^{-1}$ | Dezi | d |
| $10^{21}$ | Zetta | Z | $10^{-2}$ | Zenti | c |
| $10^{18}$ | Exa | E | $10^{-3}$ | Milli | m |
| $10^{15}$ | Peta | P | $10^{-6}$ | Mikro | μ |
| $10^{12}$ | Tera | T | $10^{-9}$ | Nano | n |
| $10^{9}$ | Giga | G | $10^{-12}$ | Piko | p |
| $10^{6}$ | Mega | M | $10^{-15}$ | Femto | f |
| $10^{3}$ | Kilo | k | $10^{-18}$ | Atto | a |
| $10^{2}$ | Hekto | h | $10^{-21}$ | Zepto | z |
| $10^{1}$ | Deka | da | $10^{-24}$ | Yocto | y |

## 1.5 Griechisches Alphabet

| Buchstabe | | Name, Aussprache | Buchstabe | | Name, Aussprache | Buchstabe | | Name, Aussprache |
|---|---|---|---|---|---|---|---|---|
| Α | α | Alpha | Ι | ι | Iota | Ρ | ρ | Rho |
| Β | β | Beta | Κ | κ | Kappa | Σ | σ, ς | Sigma |
| Γ | γ | Gamma | Λ | λ | Lambda | Τ | τ | Tau |
| Δ | δ | Delta | Μ | μ | My | Υ | υ | Ypsilon |
| Ε | ε | Epsilon | Ν | ν | Ny | Φ | φ | Phi |
| Ζ | ζ | Zeta | Ξ | ξ | Xi | Χ | χ | Chi |
| Η | η | Eta | Ο | ο | Omikron | Ψ | ψ | Psi |
| Θ | ϑ | Theta | Π | π | Pi | Ω | ω | Omega |

## 1.6 Relative Größen

Relative Größen sind Größen ohne Einheit. Sie leiten sich meist aus einem Verhältnis ab, bei dem sich die Einheiten herauskürzen (zur Prozentrechnung siehe Kapitel proportionale Zuordnungen/ Prozentrechnung)

| Größe | Beschreibung |
|---|---|
| Massenprozent<br>% (*m*/*m*), m-% | gibt den Massenanteil einer Substanz an der Gesamtmasse eines Substanzgemisches an (bezogen auf 100 g des Gemisches) |
| Volumenprozent<br>% (*V*/*V*), vol-% | gibt den Volumenanteil einer Substanz am Gesamtvolumen eines Substanzgemisches an (bezogen auf 100 ml); Verwendung z. B. für Ethanol-Wasser-Gemische |
| Prozentgehalt Volumen in Masse<br>% (*V*/*m*) | gibt den Volumenanteil einer Substanz an der Gesamtmasse eines Substanzgemisches an: z. B. 15 ml Substanz pro 100 g Substanzgemisch = 15 % (*V*/*m*); Verwendung für den Gehalt an ätherischen Ölen in Drogen (streng genommen keine Verhältnisgröße!) |

| Größe | Beschreibung |
|---|---|
| Prozentgehalt Masse in Volumen % ($m/V$) | gibt den Massenanteil einer Substanz am Gesamtvolumen eines Substanzgemisches an: z. B. 32 g Substanz pro 100 ml Substanzgemisch = 32 % ($m/V$); 32 % ($m/V$) = 320 g · $l^{-1}$; Verwendung für viele Lösungen im Arzneibuch und bei der pharmazeutischen Industrie (streng genommen keine Verhältnisgröße!) |
| Mol- oder Stoffmengenprozent (mol-%) | gibt den Stoffmengenanteil einer Substanz an der Gesamtstoffmenge eines Substanzgemisches an (bezogen auf 100 mol Gesamtstoffmenge) |
| Milligramm-Prozent (mg-%) | gibt den Massenanteil einer Substanz (in Milligramm) am Gesamt**volumen** (!) eines Substanzgemisches an: z. B. 25 mg Substanz pro 100 ml Substanzgemisch = 20 mg-%; 20 mg-% = 0,20 g · $1^{-1}$; Verwendung im medizinisch-technischen Bereich (Blut-, Harn- und Liquorwerte) (streng genommen keine Verhältnisgröße!) |
| Promille (‰) | Tausendstel einer Größe: 1 ‰ = 0,1 % |

Üblicherweise schreibt man % ($V/V$), % ($V/m$) und % ($m/V$). Dieses V ist **kein** molares Volumen!

Noch kleinere Anteile einer Größe sind: ppm (parts per million), ppb (parts per billion), ppt (parts per trillion), siehe folgende Zusammenfassung.

Zusammenfassung zu den relativen Größen:

Prozent: Verhältnis 1 : $10^2$
Promille: Verhältnis 1 : $10^3$
ppm: Verhältnis 1 : $10^6$
ppb: Verhältnis 1 : $10^9$
ppt: Verhältnis 1 : $10^{12}$

(ppb ↔ Milliardstel und ppt ↔ Billionstel ergeben sich aus den entsprechenden Zahlwörtern des amerikanischen Englisch)

ppm wird abweichend auch in folgender Beziehung verwendet (streng genommen hier keine Verhältnisgröße!):

$$1 \text{ ppm} = 0{,}001 \text{ mg} \cdot \text{ml}^{-1}$$

Die Ph.Eur. verwendet in der Regel die relativen Konzentrationsangaben % ($m/m$), % ($V/V$) und ppm als Verhältnis $m/m$.

Relative Atom- bzw. Molekülmasse $A_r$ bzw. $M_r$:

Darunter versteht man das Verhältnis der Masse eines Atoms bzw. eines Moleküls zum zwölften Teil der Atommasse des Kohlenstoffnuclids $^{12}_{6}C$ [dieser zwölfte Teil von $^{12}_{6}C$ entspricht 1 u, d. h. einer atomaren Masseneinheit (siehe im folgenden Punkt Naturkonstanten)].

Dabei ist die relative Molekülmasse die Summe der relativen Atommassen aller Atome im Molekül.

Die relative Atom- bzw. Molekülmasse eines Elements bzw. einer Verbindung hat denselben Zahlenwert wie die entsprechende molare Masse, trägt aber selbst als Verhältnisgröße **keine** Einheit.

## 1.7 Einige Naturkonstanten

| | |
|---|---|
| Avogadro-Konstante | $N_A = 6{,}0221415(10) \cdot 10^{23}\ mol^{-1}$ |
| Atomare Masseneinheit | $u = 1{,}66053886(28) \cdot 10^{-27}\ kg$ |
| Lichtgeschwindigkeit im Vakuum | $c = 2{,}99792458 \cdot 10^{8}\ m \cdot s^{-1}$ (exakt) |
| molares Volumen von Gasen, die weit von ihrem Verflüssigungspunkt entfernt sind | $V \approx 22{,}4\ l \cdot mol^{-1}$ |
| Ruhmasse des Elektrons | $m_0(e) = 9{,}1093826(16) \cdot 10^{-31}\ kg$ |
| Ruhmasse des Protons | $m_0(p) = 1{,}67262171(29) \cdot 10^{-27}\ kg$ |
| universelle Gaskonstante | $R = 8{,}314472(15)\ J \cdot mol^{-1} \cdot K^{-1}$ |

Zahlen in Klammern: ± Unsicherheit der letzten beiden Stellen

# 2 Zahlen und Rechnen

## 2.1 Römische Zahlen

| Römische Zahlen | I (g) | V (h) | X (g) | L (h) | C (g) | D (h) | M (g) |
|---|---|---|---|---|---|---|---|
| Korrespondierende Arabische Zahlen | 1 | 5 | 10 | 50 | 100 | 500 | 1000 |

**Regeln**

nicht mehr als drei gleiche Ziffern nebeneinander (Ausnahme: M)

Zusammensetzung durch Addition: kleinere Zahl steht **rechts** neben der größeren, man beginnt mit der größten Zahl (z. B. 75 ist LXXV: 50 + 10 + 10 + 5)

wenn mehr als drei Zahlen zusammenkämen, dann wird von der nächst größeren Zahl subtrahiert: kleinere Zahl steht **links** neben der größeren (z. B. 14 ist XIV, nicht XIIII)

mehrere Grundzeichen (g) oder ein Hilfszeichen (h) nicht voranstellen (z. B.: 950 ist CML, nicht LM), Hilfszeichen werden nur addiert

## 2.2 Primzahlen bis 1367

| | | | | | | | | | | | |
|---|---|---|---|---|---|---|---|---|---|---|---|
| 2 | 71 | 163 | 263 | 373 | 479 | 601 | 719 | 839 | 971 | 1091 | 1229 |
| 3 | 73 | 167 | 269 | 379 | 487 | 607 | 727 | 853 | 977 | 1093 | 1231 |
| 5 | 79 | 173 | 271 | 383 | 491 | 613 | 733 | 857 | 983 | 1097 | 1237 |
| 7 | 83 | 179 | 277 | 389 | 499 | 617 | 739 | 859 | 991 | 1103 | 1249 |
| 11 | 89 | 181 | 281 | 397 | | 619 | 743 | 863 | 997 | 1109 | 1259 |
| 13 | 97 | 191 | 283 | | 503 | 631 | 751 | 877 | | 1117 | 1277 |
| 17 | | 193 | 293 | 401 | 509 | 641 | 757 | 881 | 1009 | 1123 | 1279 |
| 19 | 101 | 197 | | 409 | 521 | 643 | 761 | 883 | 1013 | 1129 | 1283 |
| 23 | 103 | 199 | 307 | 419 | 523 | 647 | 769 | 887 | 1019 | 1151 | 1289 |
| 29 | 107 | | 311 | 421 | 541 | 653 | 773 | | 1021 | 1153 | 1291 |
| 31 | 109 | 211 | 313 | 431 | 547 | 659 | 787 | 907 | 1031 | 1163 | 1297 |
| 37 | 113 | 223 | 317 | 433 | 557 | 661 | 797 | 911 | 1033 | 1171 | 1301 |
| 41 | 127 | 227 | 331 | 439 | 563 | 673 | | 919 | 1039 | 1181 | 1303 |
| 43 | 131 | 229 | 337 | 443 | 569 | 677 | 809 | 929 | 1049 | 1187 | 1307 |
| 47 | 137 | 233 | 347 | 449 | 571 | 683 | 811 | 937 | 1051 | 1193 | 1319 |
| 53 | 139 | 239 | 349 | 457 | 577 | 691 | 821 | 941 | 1061 | 1201 | 1321 |
| 59 | 149 | 241 | 353 | 461 | 587 | | 823 | 947 | 1063 | 1213 | 1327 |
| 61 | 151 | 251 | 359 | 463 | 593 | 701 | 827 | 953 | 1069 | 1217 | 1361 |
| 67 | 157 | 257 | 367 | 467 | 599 | 709 | 829 | 967 | 1087 | 1223 | 1367 |

## 2.3 Proportionale Zuordnungen/Prozentrechnung/ Verhältnisgrößen

- direkte Proportionalität:

$$a \sim b$$

Zwei Größen a und b sind zueinander direkt proportional, wenn dem n-fachen der Größe a das n-fache der Größe b zugeordnet ist.

Es gilt: $\frac{a}{b} = \text{const.}$ Die Konstante heißt Proportionalitätsfaktor.

- indirekte (umgekehrte) Proportionalität:

$$a \sim \frac{1}{b}$$

Zwei Größen a und b sind zueinander umgekehrt proportional, wenn dem n-fachen der Größe a der n-te Teil der Größe b zugeordnet ist.

Zu jeder umgekehrten Proportionalität gehören produktgleiche Größenpaare.

Es gilt: $a \cdot b = \text{const.}$

- Verhältnisgleichung (Proportion):

$$\frac{a}{b} = \frac{c}{d}$$

Eine Gleichung, die sich aus zwei Verhältnissen zusammensetzt, heißt Verhältnisgleichung oder Proportion.

Eine Verhältnisgleichung ist dann wahr, wenn auf beiden Seiten das gleiche Verhältnis steht.

z. B. $\frac{2}{3} = \frac{4}{6}$ (2 verhält sich zu 3 wie 4 zu 6)

Eine Verhältnisgleichung kann wie jede andere Gleichung auch umgeformt werden. Die Multiplikation mit dem Hauptnenner (hier: $b \cdot d$) ergibt:

$a \cdot d = b \cdot c$ (= Multiplizieren „über Kreuz")

- Prozent- und Promillerechnung:

$$\frac{G}{100} = \frac{P}{p}$$

G = Grundwert, P = Prozentwert, p = Prozentsatz

Die Prozentrechnung ist eine Anwendung von Verhältnisgleichungen:

Ein Prozent (1 %) ist der einhundertste Teil des Grundwerts (also der entsprechenden Gesamtmenge). Auch ohne Kenntnis der theoretischen Gleichung kann man immer einen Ansatz formulieren:

Gesamtmenge ≙ 100 %
Anteil der Gesamtmenge ≙ Anteil vom Hundert (Prozentsatz)

Die Promillerechnung wird genauso wie die Prozentrechnung ausgeführt; der Grundwert wird hier aber nicht auf Hundert sondern auf Tausend bezogen (1 ‰ = 0,1 %):

Gesamtmenge ≙ 1000 ‰
Anteil der Gesamtmenge ≙ Anteil vom Tausend

Prozente und Promille sind Verhältnisgrößen. Sie tragen **keine** Einheit.

Maße für Stammlösungen und Hilfsverreibungen (Wirth et al. 2006):
Auch viele Gehaltsangaben von Gemischen sind Verhältnisgrößen. Z. B.: Die Angabe 1 + 9 bedeutet 1 Teil Substanz **und** 9 Teile Verdünnungsmittel, d.h. eine 10%ige Lösung bzw. ein 10%iges Gemisch. Die gleiche Aussage liefert die Angabe 1 : 10, d.h. 1 Teil Substanz **in** 10 Teilen Lösung/Gemisch.

**Cave:** Verwechslungen können gefährlich sein!

| | | | | |
|---|---|---|---|---|
| 1 + 1 | ≙ | 1 : 2 | ≙ | 50 % |
| 2 + 3 | ≙ | 2 : 5 | ≙ | 40 % |
| 1 + 4 | ≙ | 1 : 5 | ≙ | 20 % |
| 1 + 9 | ≙ | 1 : 10 | ≙ | 10 % |
| 1 + 19 | ≙ | 1 : 20 | ≙ | 5 % |
| 1 + 49 | ≙ | 1 : 50 | ≙ | 2 % |
| 1 + 99 | ≙ | 1 : 100 | ≙ | 1 % |
| 1 + 999 | ≙ | 1 : 1000 | ≙ | 1 ‰ |
| 1 + 4999 | ≙ | 1 : 5000 | ≙ | 0,2 ‰ |

Angabe „50 = 200“: 50 g dieser Standardlösung (-gemisch) enthalten die für 200 g Arzneizubereitung vorgeschriebenen Mengen wirksamer Substanzen; 50 g dieses Konzentrates sind abzuwägen und mit Verdünnungsmittel (meist Wasser) auf 200 g aufzufüllen. Auf diese Weise können für bestimmte Lösungen/Gemische Platz sparende Vorräte angelegt und bei Bedarf schnell hergestellt werden.

## 2.4 Potenzen

- Potenzen mit ganzzahligen Exponenten

$a^k = a \cdot a \cdot ... \cdot a$ (k Faktoren a mit $a \in R$ und $k > 1$, $k \in N$)

Definition: $0^k = 0$ für alle $k \neq 0$ $\quad$ $0^0$ ist nicht erklärt

Definitionen: $a^1 = a$ $\quad a^0 = 1\ (a \neq 0)$ $\quad a^{-k} = \frac{1}{a^k}\ (a \neq 0)$

| | | | |
|---|---|---|---|
| Basen gleich | $a^m \cdot a^n = a^{m+n}$ | $\frac{a^m}{a^n} = a^{m-n}$ | a, b beliebig reell aber ungleich Null |
| Exponenten gleich | $a^m \cdot b^m = (a \cdot b)^m$ | $\frac{a^m}{b^m} = \left(\frac{a}{b}\right)^m$ | $m, n \in G$ |
| | $(a^m)^n = a^{m \cdot n}$ | | |

- Potenzen mit rationalen Exponenten, Wurzeln

Definition der Wurzel: $\sqrt[n]{a}$ ($a > 0$; $n \in N$; $n \geq 1$) ist diejenige nichtnegative reelle Zahl b, für die gilt: $b^n = a$.

Definition: $a^{\frac{1}{n}} = \sqrt[n]{a}$ $\quad$ ($n > 0$; $n \in N$; $a \geq 0$; $a \in R$)

Definition: $a^{\frac{p}{q}} = (a^p)^{\frac{1}{q}} = \sqrt[q]{a^p}$ $\quad$ ($p, q \in G$; $q > 0$; $a > 0$; $a \in R$)

| | | | |
|---|---|---|---|
| Basen gleich | $a^{\frac{m}{n}} \cdot a^{\frac{p}{q}} = a^{\frac{m}{n} + \frac{p}{q}}$ | $a^{\frac{m}{n}} : a^{\frac{p}{q}} = a^{\frac{m}{n} - \frac{p}{q}}$ | a, b positiv reell m, n, p, q ganz |
| Exponenten gleich | $a^{\frac{m}{n}} \cdot b^{\frac{m}{n}} = (a \cdot b)^{\frac{m}{n}}$ | $a^{\frac{m}{n}} : b^{\frac{m}{n}} = \left(\frac{a}{b}\right)^{\frac{m}{n}}$ | $n \neq 0$, $q \neq 0$ |
| | $\left(a^{\frac{m}{n}}\right)^{\frac{p}{q}} = a^{\frac{m \cdot p}{n \cdot q}}$ | | |

Im Fall m = 1 gelten folgende Spezialfälle (Wurzelgesetze):

$\sqrt[n]{a} \cdot \sqrt[n]{b} = \sqrt[n]{a \cdot b}$ $\quad$ ($a \geq 0$; $b \geq 0$) $\qquad$ $\frac{\sqrt[n]{a}}{\sqrt[n]{b}} = \sqrt[n]{\frac{a}{b}}$ $\quad$ ($a \geq 0$, $b > 0$)

$\sqrt[q]{\sqrt[n]{a}} = \sqrt[n]{\sqrt[q]{a}} = \sqrt[n \cdot q]{a}$ $\quad$ ($a \geq 0$) $\qquad$ $\left(\sqrt[n]{a}\right)^p = \sqrt[n]{a^p}$ $\quad$ ($a \geq 0$)

- Potenzen mit reellen Exponenten

Bei positiver Basis gelten die o. g. Formeln für Potenzen mit rationalen Exponenten auch für Potenzen mit reellen Exponenten.

## 2.5 Logarithmen

| | | |
|---|---|---|
| $\log_a(b_1 \cdot b_2) = \log_a b_1 + \log_a b_2$ | $\log_a b^r = r \cdot \log_{ab}$ | b, $b_1$, $b_2 > 0$; r beliebig reell |
| $\log_a\left(\frac{b_1}{b_2}\right) = \log_a b_1 - \log_a b_2$ | $\log_a \sqrt[n]{b} = \frac{1}{n} \cdot \log_a b$ | $a > 0$, $a \neq 1$ |

Wenn a, b, c > 0, aber ungleich 1 sind, dann gilt:

$$\log_a c = \frac{1}{\log_c a}; \qquad \log_b c = \frac{\log_a c}{\log_a b}; \qquad \log_a c = \frac{\lg c}{\lg a} \qquad a^x = e^{x \cdot \ln a}$$

Speziell folgt daraus:

$$\ln c = \frac{\lg c}{\lg e} \approx 2{,}30259 \cdot \lg c \qquad \lg c = \ln c \cdot \lg e \approx 0{,}43429 \cdot \ln c$$

# 3 Wichtige technologische Kenngrößen

## 3.1 Dichte

- absolute Dichte

Darunter versteht man das Verhältnis der Masse zum Volumen einer Substanz.

$$\rho = \frac{m}{v} \qquad \text{Einheit: } 1\ \text{g} \cdot \text{ml}^{-1} = 1\ \text{g} \cdot \text{cm}^{-3} = 1000\ \text{kg} \cdot \text{m}^{-3}$$

Die Dichte ist temperaturabhängig. In Tabellenwerken wird sie gewöhnlich für 20 °C angegeben.

- relative Dichte

Darunter versteht man das Verhältnis der Dichte einer Substanz bei 20 °C zur Dichte von Wasser bei 20 °C (mitunter auch zur Dichte von Wasser bei

4 °C). Im Arzneibuch wird häufig der Begriff der relativen Dichte verwendet.

$$d_{20}^{20} = \frac{\rho_{20}(\text{Substanz})}{\rho_{20}(\text{Wasser})} \qquad \rho_{20}(\text{Wasser}) = 0{,}998202\ \text{g} \cdot \text{ml}^{-1}$$

$$d_{20}^{20} = d_{4}^{20} \cdot 0{,}99823$$

Die relative Dichte ist eine Verhältnisgröße. Sie trägt deshalb keine Einheit.

- Dichtemischformel (Wirth 1998)

$$m_Z = m_A \cdot \frac{\rho_Z(\rho_A - \rho_E)}{\rho_A(\rho_E - \rho_Z)}$$

$m_Z$ = Masse der Zusatzflüssigkeit in g
$m_A$ = Masse der Ausgangslösung in g
$\rho_Z$ = Dichte der Zusatzflüssigkeit in $g \cdot ml^{-1}$
$\rho_A$ = Dichte der Ausgangslösung in $g \cdot ml^{-1}$
$\rho_E$ = Gewünschte Dichte des Endprodukts in $g \cdot ml^{-1}$

Diese Formel wird verwendet, wenn Lösungen unterschiedlicher Dichte miteinander zu mischen sind. Es dürfen dabei aber **keine** Volumenveränderungen eintreten!

Diese Formel kann auch angewendet werden, wenn Lösungsmittel entzogen werden soll ($\rho_A < \rho_E$). $m_Z$ ist dann negativ.

## 3.2 Viskosität (Zähigkeit) nach der Ph.Eur.

- dynamische Viskosität $\eta$ (Koeffizient der inneren Reibung)

$\eta$ ist definiert durch die Tangentialkraft je Flächeneinheit, berechnet als Schubspannung $\tau$ mit der Einheit Pascal, die erforderlich ist, um 2 parallele Schichten einer Flüssigkeit von je 1 $m^2$ in einem Abstand ($x$) von 1 m mit einer Geschwindigkeit ($v$) von 1 $m \cdot s^{-1}$ parallel zueinander zu verschieben.

Der Geschwindigkeitsgradient $dv/dx$ wird als Schergefälle $D$ mit der Einheit $s^{-1}$ bezeichnet; es gilt die Beziehung:

$$\eta = \frac{\tau}{D}$$

Einheiten für $\eta$: 1 Pa · s und 1 mPa · s (siehe SI-Einheiten)

- kinematische Viskosität ν

Darunter versteht man den Quotienten aus der dynamischen Viskosität η und der Dichte ρ der Flüssigkeit (Einheit $1\ kg \cdot m^{-3}$, vgl. SI-Einheiten).

$$\nu = \frac{\eta}{\rho}$$

Einheiten für ν: $1\ m^2 \cdot s^{-1}$ und $1\ mm^2 \cdot s^{-1}$ (siehe SI-Einheiten)

Viskositätsbestimmungen

- Viskositätsbestimmungen mit dem Kapillarviskosimeter

Messung der dynamischen Viskosität: Es wird die Zeit gemessen, die ein bestimmtes Volumen der zu bestimmenden Flüssigkeit benötigt, um eine Kapillare bestimmter Länge und bestimmten Querschnitts zu durchströmen. Die Temperatur 20 (± 0,1) °C ist einzuhalten!

Berechnung:

$$\eta = k \cdot \rho \cdot t$$

k = Gerätekonstante in $mm^2 \cdot s^{-2}$
ρ = Dichte der Flüssigkeit in $mg \cdot mm^{-3}$
t = Durchflusszeit der Flüssigkeit in s

t wird aus mindestens drei Messungen gemittelt und die kinematische Viskosität ν wie folgt berechnet:

$$\nu = k \cdot t$$

- Viskositätsbestimmungen mit dem Rotationsviskosimeter

Messung der dynamischen Viskosität: Es werden die Scherkräfte in einer Flüssigkeit, die sich zwischen zwei koaxialen Zylindern befindet, gemessen. Ein Zylinder wird durch einen Motor angetrieben, der andere durch diese Drehung mitbewegt. Unter diesen Bedingungen wird die Bestimmung der Viskosität zu einer Messung des Ablenkungswinkels (*M*) des mitbewegten Zylinders in Newtonmetern.

Berechnung:

$$\eta = k \cdot \frac{M}{\omega}$$

k = Gerätekonstante
*M* = Ablenkungswinkel in N · m
ω = Winkelgeschwindigkeit in $rad \cdot s^{-1}$*

* Der Radiant (rad) ist eine dem Grad proportionale Winkeleinheit)

## 3.3 Spezifische Drehung

Bei diesem Messverfahren wird die Eigenschaft von Stoffen ausgenutzt, die Ebene von linear polarisiertem Licht beim Durchgang um einen bestimmten Betrag zu drehen. Diese Eigenschaft haben optisch aktive Stoffe. Dies sind meist Substanzen, die ein oder mehrere chirale Atome enthalten.

Die Ph.Eur. definiert die spezifische Drehung wie folgt

für reine, unverdünnte Flüssigkeiten:

$$[\alpha]_D^{20} = \frac{1000 \cdot \alpha}{\ell \cdot \rho_{20}}$$

für Substanzen in Lösung:

$$[\alpha]_D^{20} = \frac{1000 \cdot \alpha}{\ell \cdot c}$$

$[\alpha]_D^{20}$ = spezifische Drehung
$\alpha$ = Drehwinkel in °
$\ell$ = Länge des Messrohres in dm
c = Konzentration der Substanz in $g \cdot l^{-1}$

Bedeutung der Indizes der spezifischen Drehung: „20“ = Temperatur 20 °C
„D“ = D-Linie des Natriumlichts: 589 nm

Einheit: $1 \cdot ° \cdot ml \cdot dm^{-1} \cdot g^{-1}$ (häufig verkürzt nur als 1 ° oder auch ohne Einheit angegeben);

Einheit für Drehwinkel in Bogenmaß: $1\ rad \cdot m^2 \cdot kg^{-1}$

Durch Umstellen der Definitionsgleichung kann die Konzentration in $g \cdot l^{-1}$ berechnet werden:

$$c = \frac{1000 \cdot \alpha}{\ell \cdot [\alpha]_D^{20}}$$

Die relativen Konzentrationen errechnen sich dann wie folgt:

$$c[\%(m/m)] = \frac{1000 \cdot \alpha}{\ell \cdot [\alpha]_D^{20} \cdot \rho_{20}}$$

$$c[\%(m/V)] = \frac{1000 \cdot \alpha}{\ell \cdot [\alpha]_D^{20}}$$

# 4 Stöchiometrie und chemisches Rechnen

## 4.1 Stöchiometrische Gesetzmäßigkeiten

- Gesetz von der Erhaltung der Masse
  (Masse der Edukte = Masse der Produkte)
- Gesetz von den konstanten Proportionen
  (chemische Verbindungen haben immer eine konstante Zusammensetzung)
- Gesetz von den multiplen Proportionen
  (Massen der Elemente in Verbindungen stehen im Verhältnis kleiner, ganzer Zahlen zueinander)
- Gesetz von der Erhaltung der Ladung
  (Ladungssumme der Edukte = Ladungssumme der Produkte)

## 4.2 Ermittlung der Summenformel von Stoffen

Aufgrund des Gesetzes von den multiplen Proportionen gilt für eine Verbindung ABC:

$n_A : n_B : n_C = x : y : z$ (A, B, C – Atomsorte A, Atomsorte B, Atomsorte C)
wobei x, y und z kleine ganze Zahlen sind ($x, y, z \in N$)

Nach Anwendung der Definitionsgleichung für die Stoffmenge

$$n = \frac{m}{M}$$

kann man für die oben stehende Gleichung schreiben:

$$\frac{m_A}{M_A} : \frac{m_B}{M_B} : \frac{m_C}{M_C} = x : y : z$$ (m ist experimentell bestimmbar, M ist tabelliert)

Das jetzt erhaltene Stoffmengenverhältnis $n_A : n_B : n_C$ enthält noch keine kleinen, ganzen Zahlen; diese erhält man erst, wenn jede Stoffmenge durch die kleinste Stoffmenge geteilt wird, z. B.:

$$\frac{n_A}{n_C} : \frac{n_B}{n_C} : \frac{n_C}{n_C} = x : y : 1$$

Die gesuchte Verbindung hat in diesem Beispiel also die Verhältnisformel $A_xB_yC$ (kleinstes Verhältnis, d. h. diese Verhältnisformel ergibt sich auch für Verbindungen der Summenformel $A_{2x}B_{2y}C_2$, $A_{3x}B_{3y}C_3$ usw.). Die tatsächliche

Summenformel kann durch die molare Masse des untersuchten Stoffes ermittelt werden. Diese ist ein Vielfaches der molaren Masse der Formel des kleinsten Verhältnisses. Die molare Masse eines Stoffes ist auf anderem Wege durch physikalische Messmethoden bestimmbar (siehe Lehrbücher der Chemie).

Die erhaltene Summenformel kann natürlich besonders in der organischen Chemie zwei oder mehrere Stoffe repräsentieren (z. B. steht $C_2H_6O$ für Dimethylether und Ethanol). Zur genauen Bestimmung des unbekannten Stoffes sind also noch weitere Nachweisreaktionen erforderlich.

### Rechenbeispiel

Eine Substanz enthält 26,68 % (*m/m*) Kohlenstoff, 2,24 % (*m/m*) Wasserstoff und 71,08 % (*m/m*) Sauerstoff. Sie hat eine molare Masse von 90,04 g · mol$^{-1}$.

100 g Stoff enthalten also 26,68 g Kohlenstoff, 2,24 g Wasserstoff und 71,08 g Sauerstoff.

Gleichung:

$$\frac{m_C}{M_C} : \frac{m_H}{M_H} : \frac{m_O}{M_O} = x : y : z$$

$$\frac{26{,}68\,g}{12{,}01\,g \cdot mol^{-1}} : \frac{2{,}24\,g}{1{,}01\,g \cdot mol^{-1}} : \frac{71{,}08\,g}{16{,}00\,g \cdot mol^{-1}} = x : y : z$$

$$2{,}2215\,mol : 2{,}2178\,mol : 4{,}4425\,mol = x : y : z$$

$$\frac{2{,}2215\,mol}{2{,}2178\,mol} : \frac{2{,}2178\,mol}{2{,}2178\,mol} : \frac{4{,}4425\,mol}{2{,}2178\,mol} = 1 : 1 : 2$$

Die Verhältnisformel lautet somit $CHO_2$, was einer molaren Masse von 45,02 g · mol$^{-1}$ entspricht. Die auf anderem Wege ermittelte molare Masse beträgt 90,04 g · mol$^{-1}$. Sie ist ein Vielfaches von 45,02 g · mol$^{-1}$, und zwar genau das Doppelte. Somit lautet die gesuchte Summenformel $C_2H_2O_4$; das ist die der Oxalsäure (vgl. Tabelle der organischen Verbindungen).

## 4.3 Mischungen

- Mischungskreuz

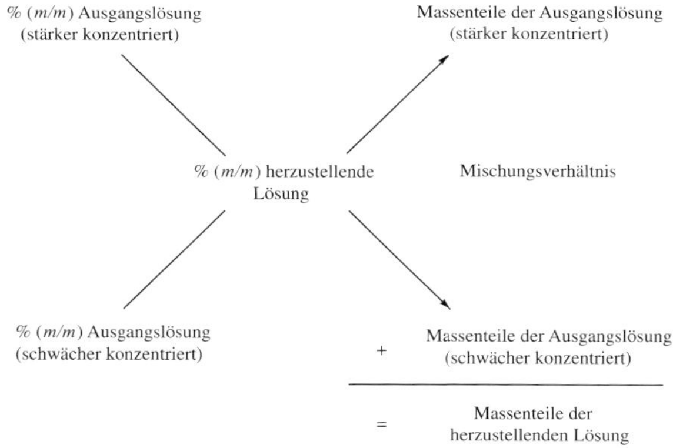


### Rechenbeispiel

Mischung einer 53 %igen (*m/m*) mit einer 42 %igen (*m/m*) Lösung eines Stoffes zu einer 50 %igen (*m/m*) Lösung

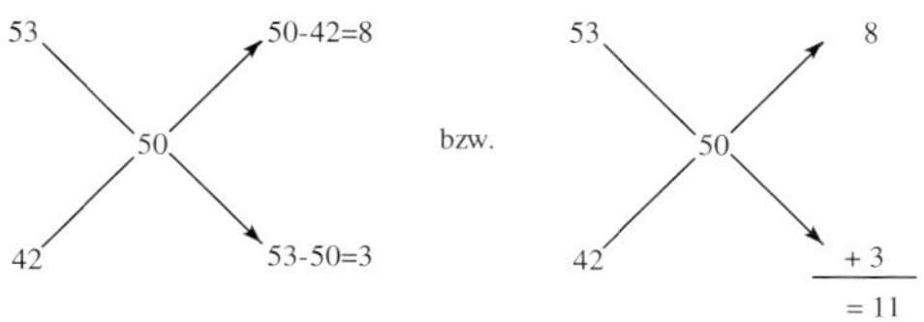


Es müssen 8 Teile der 53 %igen (*m/m*) und 3 Teile der 42 %igen (*m/m*) Lösung zusammengegeben und vermischt werden.

- Mischungsgleichung (Wirth 1998)

Für zwei und mehr Ausgangslösungen kann folgende Gleichung verwendet werden:

$$c_E = \frac{m_1 \cdot c_1 + m_2 \cdot c_2 + m_3 \cdot c_3 + \cdots}{m_1 + m_2 + m_3 + \cdots}$$

Index 1 = Masse und Konzentration [% (*m/m*)] der Ausgangslösung 1
Index 2 = Masse und Konzentration [% (*m/m*)] der Ausgangslösung 2
usw.
$c_E$ = Konzentration [% (*m/m*)] der herzustellenden Lösung
$(m_1 + m_2 + m_3 + ...)$ = Masse der herzustellenden Lösung

Vereinfachte Mischungsgleichungen für Wasserzusatz und Wasserentzug:

$$c_E = \frac{m_1 \cdot c_1}{m_1 + m_{H_2O}}$$

Wasserzusatz

$$c_E = \frac{m_1 \cdot c_1}{m_1 - m_{H_2O}}$$

Wasserentzug

- Einschränkungen für Mischungskreuz und -gleichung
  - nur vergleichbare Angaben bzw. Größen einsetzbar
  - Konzentrationsangaben in % (*V/V*) oder Molarität bzw. Mengenangaben in Liter nur dann, wenn keine Volumenänderung eintritt
  - unterschiedliche, nicht zueinander passende Angaben entsprechend umrechnen (Dichte)

## 4.4 Grundgleichungen und -größen für das stöchiometrische Rechnen, Vorgehensweise

Basisgleichungen

$$n = \frac{m}{M} \qquad n = c \cdot v \qquad n = \frac{v}{V}$$

(in Ausnahmefällen)

n Stoffmenge (Einheit 1 mol)
m Masse (Einheit 1 g)
M molare Masse (Einheit $1\ g \cdot mol^{-1}$)
c Stoffmengenkonzentration, „Molarität" (Einheit $1\ mol \cdot l^{-1}$)
v Volumen (Einheiten 1 l, 1 ml, 1 $m^3$ usw.)
V molares Volumen bei Gasen (Einheit $1\ l \cdot mol^{-1}$)
$V \approx 22{,}4\ l \cdot mol^{-1}$ für Gase, die weit von ihrem Verflüssigungspunkt entfernt sind (zu diesen Größen siehe auch Einheitentabelle)

Jede stöchiometrische Aufgabe (Titration, Ausbeuteberechnung, Gravimetrie usw.) kann mit Hilfe der Basisgleichungen berechnet werden. Dabei werden Stoffmengen miteinander verglichen, indem eine Verhältnisgleichung aufgestellt wird. Diese Verhältnisgleichung ergibt sich aus einer Vorschrift der chemischen Umsetzung. Das ist in aller Regel eine Reaktionsgleichung.

Eine Reaktionsgleichung ist also **notwendig** für eine stöchiometrische Berechnung!

Normalität (Äquivalentstoffmengenkonzentration): Häufig sind Lösungen noch in normaler statt molarer Konzentration angegeben. Im den neueren Ausgaben der Arzneibücher wird die unnötige und verwirrende Normalität nicht mehr verwendet. Auf die molare Konzentration wird wie folgt umgerechnet:

$$c(M) = \frac{c(N)}{w}$$

c(M) = molare Konzentration
c(N) = normale Konzentration (beide haben die Einheit $1\ mol \cdot l^{-1}$)
w = wirksame Wertigkeit der gelösten Substanz

## 4.5 Einfache Berechnungen

Reaktionsgleichung

$\alpha\ A + \beta\ B \rightarrow$ Produkte

A, B = Reaktionsteilnehmer
$\alpha$, $\beta$ = stöchiometrische Faktoren von A und B

Ansatz Stoffmengenverhältnis, der sich aus der Reaktionsgleichung ergibt

$$\frac{n_A}{n_B} \hat{=} \frac{\alpha}{\beta}$$

Auflösung der Verhältnisgleichung (Multiplikation „über Kreuz“)

$$\beta \cdot n_A = \alpha \cdot n_B$$

Umstellen nach der Stoffmenge der gesuchten Größe

z. B. $n_B = \frac{\beta}{\alpha} \cdot n_A$

Nun kann die Größe n wahlweise durch die o.g. Basisgleichungen ersetzt werden (c oder m), je nachdem was gegeben und gesucht ist.

## 4.6 Rücktitration

Es kann vorkommen, dass ein Stoff in einer Lösung nicht direkt bestimmt werden kann, sondern nur über einen Umweg: Der unbekannte Stoff wird mit einem Überschuss an Reagenz 1 bekannter Konzentration versetzt; man lässt die Reaktion ablaufen und bestimmt den übrig gebliebenen Rest an Reagenz 1 mit einem Reagenz 2 bekannter Konzentration. So kann die Stoffmenge des unbekannten Stoffs ermittelt werden.

Dafür sind zwei Reaktionsgleichungen notwendig: die der Reaktion des unbekannten Stoffs mit Reagenz 1 und die der Reaktion von Reagenz 1 mit Reagenz 2.

Der Ansatz zur Berechnung ergibt sich daraus, dass die Stoffmenge von Reagenz 1 der Summe aus der Stoffmenge des unbekannten Stoffs und der Stoffmenge von Reagenz 2 entspricht:

$$n(\text{Reagenz 1}) = n_I + n_{II}$$

$n_I$ = Stoffmenge unbekannter Stoff
$n_{II}$ = Stoffmenge Reagenz 2

Nach Umstellung der Gleichung errechnet sich die Stoffmenge des unbekannten Stoffs wie folgt:

$$n_I = n(\text{Reagenz 1}) - n_{II}$$

Auf der rechten Seite der Gleichung stehen jetzt bekannte Stoffmengen.

**Beachte**: Selbstverständlich müssen bei dieser Berechnung die stöchiometrischen Faktoren, die sich aus den Reaktionsgleichungen ergeben, mit berücksichtigt werden!

Auch bei anderen indirekten maßanalytischen Bestimmungen (z.B. Verdrängungstitrationen) spielen ähnliche Gedankengänge eine Rolle: Welche Stoffmenge entspricht welcher Stoffmenge, und wie sieht der Ansatz mit Hilfe der Gleichungen der an der Bestimmung beteiligten Reaktionen aus?

## 4.7 Fehlereinschätzung

Jedes Messverfahren ist fehlerbehaftet. Die analytische Chemie kennt umfangreiche Rechenverfahren, um systematische und zufällige Fehler einschätzen und rechnerisch erfassen zu können. Die Erörterung dieser Verfahren würde den Rahmen dieser Formelsammlung sprengen; es wird auf die entsprechende Literatur verwiesen. Deshalb für die Praxis nur so viel: Um die Güte eines Messverfahrens oder das eigene Analysenergebnis zu beurteilen, benötigt man ein Maß für die Streuung der Messwerte. Ein solches ist die Standardabweichung s:

$$s = \sqrt{\frac{\sum (X_i - \bar{X})^2}{n - 1}}$$

$X_i$ = Messwerte
$\bar{X}$ = Mittelwert aller $X_i$
n = Zahl der Messungen
n – 1 = Zahl der Freiheitsgrade (= Zahl der Kontrollmessungen)

Diese muss noch mit einem Faktor $X_0$ multipliziert werden, der sich aus der Gauß-Funktion ergibt (so genannte Gauß-Glockenkurve, Einzelheiten siehe Literatur) und von der Zahl der Freiheitsgrade (d. h. der Anzahl der Messwerte) abhängt. Dieser Faktor (Integralgrenzen der *t*-Verteilung) ist tabelliert (für die Vertrauensintervalle P = 95 % und P = 99 %) und nähert sich der Zahl 1 mit steigender Anzahl an Messwerten.

Für das Analysenergebnis x ergibt sich: $X = \bar{X} \pm s \cdot X_0$

Bei den allgemein verwendeten Feinwaagen ist eine Angabe der Masse bis zu einem Zehntel Milligramm sinnvoll. Weitere Stellen sind unsinnig.

Integralgrenzen der *t*-Verteilung für P = 95 % und P = 99 % (Doerffel 1990):

| Zahl der Freiheitsgrade | $X_0$ für P = 95 % | $X_0$ für P = 99 % |
|---|---|---|
| 1 | 12,71 | 63,66 |
| 2 | 4,30 | 9,92 |
| 3 | 3,18 | 5,84 |
| 4 | 2,78 | 4,60 |
| 5 | 2,57 | 4,03 |
| 6 | 2,45 | 3,71 |
| 7 | 2,37 | 3,50 |
| 8 | 2,31 | 3,36 |

| Zahl der Freiheitsgrade | $X_0$ für P = 95 % | $X_0$ für P = 99 % |
|---|---|---|
| 9 | 2,26 | 3,25 |
| 10 | 2,23 | 3,17 |

# 5 Übersicht der Elemente

| Elementname | Symbol | OZ | relative Atommasse $A_r$ | Wichtigste Oxidationszahlen | EN-Wert |
|---|---|---|---|---|---|
| Actinium | Ac | 89 | 227,00 | +3 | 1,10 |
| Aluminium | Al | 13 | 26,98 | +3 | 1,61 |
| Americium | Am | 95 | 243,00 | +3, +6, +5, +4 | 1,30 |
| Antimon (lat. Stibium, Antimonium) | Sb | 51 | 121,76 | +3, −3, +5 | 2,05 |
| Argon | Ar | 18 | 39,95 | 0 | Edelgas |
| Arsen (*lat.* Arsenicum) | As | 33 | 74,92 | +3, −3, +5 | 2,18 |
| Astat | At | 85 | 210,00 | +1, −1, +3, +5, +7 | 2,20 |
| Barium | Ba | 56 | 137,33 | +2 | 0,89 |
| Berkelium | Bk | 97 | 247,00 | +3, +4 | 1,30 |
| Beryllium | Be | 4 | 9,01 | +2 | 1,57 |
| Bismut (Wismut, *lat.* Bismut(h)um) | Bi | 83 | 208,98 | +3, +5, −3 | 2,02 |
| Blei (*lat.* Plumbum) | Pb | 82 | 207,20 | +2, +4 | 1,8/2,3* |
| Bohrium | Bh | 107 | 264,00 | ? | ? |
| Bor (*lat.* Borum) | B | 5 | 10,81 | +3 | 2,04 |
| Brom (*lat.* Bromum) | Br | 35 | 79,90 | −1, +1, +3, +5, +7 | 2,96 |
| Cadmium | Cd | 48 | 112,41 | +2 | 1,69 |
| Caesium | Cs | 55 | 132,91 | +1 | 0,79 |
| Calcium | Ca | 20 | 40,08 | +2 | 1,00 |

| Elementname | Symbol | OZ | relative Atommasse $A_r$ | Wichtigste Oxidationszahlen | EN-Wert |
|---|---|---|---|---|---|
| Californium | Cf | 98 | 251,00 | +3, +4 | 1,30 |
| Cer(ium) | Ce | 58 | 140,12 | +3, +4 | 1,12 |
| Chlor (lat. Chlorum) | Cl | 17 | 35,45 | –1, +1, +3, +5, +7 | 3,16 |
| Chrom(ium) | Cr | 24 | 52,00 | +3, +6, +2 | 1,66 |
| Cobalt (*lat.* Cobaltum) | Co | 27 | 58,93 | +2, +3 | 1,88 |
| Curium | Cm | 96 | 247,00 | +3 | 1,30 |
| Darmstadtium | Ds | 110 | 269,00 | ? | ? |
| Dubnium | Db | 105 | 262,00 | ? | ? |
| Dysprosium | Dy | 66 | 162,50 | +3 | 1,22 |
| Einsteinium | Es | 99 | 252,00 | +3 | 1,30 |
| Eisen (*lat.* Ferrum) | Fe | 26 | 55,85 | +3, +2, +6 | 1,83 |
| Erbium | Er | 68 | 167,26 | +3 | 1,24 |
| Europium | Eu | 63 | 151,96 | +3, +2 | 1,20 |
| Fermium | Fm | 100 | 257,00 | +3 | 1,30 |
| Fluor (*lat.* Fluorum) | F | 9 | 19,00 | –1 | 3,98 |
| Francium | Fr | 87 | 223,00 | +1 | 0,70 |
| Gadolinium | Gd | 64 | 157,25 | +3 | 1,20 |
| Gallium | Ga | 31 | 69,72 | +3 | 1,81 |
| Germanium | Ge | 32 | 72,61 | +4, –4 | 2,01 |
| Gold (*lat.* Aurum) | Au | 79 | 196,97 | +3, +1 | 2,54 |
| Hafnium | Hf | 72 | 178,49 | +4 | 1,30 |
| Hassium | Hs | 108 | 265,00 | ? | ? |
| Helium | He | 2 | 4,00 | 0 | Edelgas |
| Holmium | Ho | 67 | 164,93 | +3 | 1,23 |
| Indium | In | 49 | 114,82 | +3 | 1,78 |

| Elementname | Symbol | OZ | relative Atommasse $A_r$ | Wichtigste Oxidationszahlen | EN-Wert |
|---|---|---|---|---|---|
| Iod (*lat.* Iodum) | I | 53 | 126,90 | −1, +1, +3, +5, +7 | 2,66 |
| Iridium | Ir | 77 | 192,22 | +4, +2, +3, +6 | 2,20 |
| Kalium | K | 19 | 39,10 | +1 | 0,82 |
| Kohlenstoff (*lat.* Carboneum) | C | 6 | 12,01 | von −4 bis +4 alle Stufen | 2,55 |
| Krypton | Kr | 36 | 83,80 | 0, +2 | Edelgas |
| Kupfer (*lat.* Cuprum) | Cu | 29 | 63,55 | +1, +2 | 1,90 |
| Lanthan | La | 57 | 138,91 | +3 | 1,10 |
| Lawrencium | Lr | 103 | 260,00 | +3 | 1,30 |
| Lithium | Li | 3 | 6,94 | +1 | 0,98 |
| Lutetium | Lu | 71 | 174,97 | +3 | 1,27 |
| Magnesium | Mg | 12 | 24,31 | +2 | 1,31 |
| Mangan (*lat.* Manganium) | Mn | 25 | 54,94 | +4, +2, +7, +6, +3 | 1,55 |
| Meitnerium | Mt | 109 | 268,00 | ? | ? |
| Mendelevium | Md | 101 | 258,00 | +3 | 1,30 |
| Molybdän (*lat.* Molybdaenum) | Mo | 42 | 95,94 | +6, +5, +4, +3, +2 | 1,8/2,2* |
| Natrium | Na | 11 | 22,99 | +1 | 0,93 |
| Neodym(ium) | Nd | 60 | 144,24 | +3 | 1,14 |
| Neon | Ne | 10 | 20,18 | 0 | Edelgas |
| Neptunium | Np | 93 | 237,05 | +5, +6, +4, +3 | 1,36 |
| Nickel (*lat.* Niccolum) | Ni | 28 | 58,69 | +2, +3 | 1,91 |
| Niob(ium) | Nb | 41 | 92,91 | +5, +3 | 1,60 |
| Nobelium | No | 102 | 259,00 | +3, +2 | 1,30 |
| Osmium | Os | 76 | 190,20 | +4, +2, +3, +6, +8 | 2,20 |
| Palladium | Pd | 46 | 106,42 | +2, +4 | 2,20 |

| Elementname | Symbol | OZ | relative Atommasse $A_r$ | Wichtigste Oxidationszahlen | EN-Wert |
|---|---|---|---|---|---|
| Phosphor | P | 15 | 30,97 | +5, +3, −3, +4 | 2,19 |
| Platin | Pt | 78 | 195,08 | +4, +2 | 2,28 |
| Plutonium | Pu | 94 | 244,00 | +4, +6, +5, +3 | 1,36 |
| Polonium | Po | 84 | 209,00 | +4, +2, +6, (−2) | 2,00 |
| Praseodym(ium) | Pr | 59 | 140,91 | +3, +4 | 1,13 |
| Promethium | Pm | 61 | 145,00 | +3 | 1,13 |
| Protactinium | Pa | 91 | 231,04 | +5, +4 | 1,50 |
| Quecksilber (*lat.* Hydrargyrum, Mercurium) | Hg | 80 | 200,59 | +2, +1 | 2,00 |
| Radium | Ra | 88 | 226,03 | +2 | 0,89 |
| Radon | Rn | 86 | 222,00 | 0, +2 | Edelgas |
| Rhenium | Re | 75 | 186,21 | +7, +4, +6, +2, −1 | 1,90 |
| Rhodium | Rh | 45 | 102,91 | +3, +2, +4 | 2,28 |
| Roentgenium | Rg | 111 | 272,00 | ? | ? |
| Rubidium | Rb | 37 | 85,47 | +1 | 0,82 |
| Ruthenium | Ru | 44 | 101,07 | +4, +2, +3, +6, +8 | 2,20 |
| Rutherfordium | Rf | 104 | 261,00 | +3 | 1,31 |
| Samarium | Sm | 62 | 150,36 | +3, +2 | 1,17 |
| Sauerstoff (*lat.* Oxygenium) | O | 8 | 16,00 | −2, −1, (+1, +2) | 3,44 |
| Scandium | Sc | 21 | 44,96 | +3 | 1,36 |
| Schwefel (*lat.* Sulfur) | S | 16 | 32,07 | +6, +4, −2, +2 | 2,58 |
| Seaborgium | Sg | 106 | 263,00 | ? | ? |
| Selen | Se | 34 | 78,96 | +4, −2, +6 | 2,55 |
| Silber (*lat.* Argentum) | Ag | 47 | 107,87 | +1 | 1,93 |
| Silicium | Si | 14 | 28,09 | +4, −4, +2 | 1,9* |

| Elementname | Symbol | OZ | relative Atommasse $A_r$ | Wichtigste Oxidationszahlen | EN-Wert |
|---|---|---|---|---|---|
| Stickstoff (*lat.* Nitrogenium) | N | 7 | 14,01 | +3, +5, −3, +4, +2 | 3,04 |
| Strontium | Sr | 38 | 87,62 | +2 | 0,95 |
| Tantal | Ta | 73 | 180,95 | +5 | 1,50 |
| Technetium | Tc | 43 | 98,00 | +7 | 1,90 |
| Tellur | Te | 52 | 127,60 | +4, −2, +6 | 2,10 |
| Terbium | Tb | 65 | 158,93 | +3, +4 | 1,10 |
| Thallium | Tl | 81 | 204,38 | +3, +1 | 1,8* |
| Thorium | Th | 90 | 232,04 | +4 | 1,30 |
| Thulium | Tm | 69 | 168,93 | +3, +2 | 1,25 |
| Titan(ium) | Ti | 22 | 47,88 | +4, +3 | 1,54 |
| Uran(ium) | U | 92 | 238,03 | +6, +5, +4, +3 | 1,4/1,7* |
| Vanadium (Vanadin) | V | 23 | 50,94 | +5, +4, +3, +2 | 1,63 |
| Wasserstoff (*lat.* Hydrogenium) | H | 1 | 1,01 | +1, −1 | 2,10 |
| Wolfram (*lat.* Wolframium) | W | 74 | 183,85 | +6, +5, +4, +3, +2 | ≈ 1,7* |
| Xenon | Xe | 54 | 131,29 | 0, +2, +4, +6 | 2,60 (Edelgas) |
| Ytterbium | Yb | 70 | 173,04 | +3, +2 | 1,10 |
| Yttrium | Y | 39 | 88,91 | +3 | 1,22 |
| Zink (*lat.* Zincum) | Zn | 30 | 65,39 | +2 | 1,65 |
| Zinn (*lat.* Stannum) | Sn | 50 | 118,71 | +4, +2 | 1,96 |
| Zirconium | Zr | 40 | 91,22 | +4 | 1,33 |

Die Elektronegativitätswerte (EN-Wert) sind von L. Pauling entwickelt worden. Daneben gibt es noch eine Skala nach Allred und Rochow. In beiden Skalen liegen die Werte relativ dicht beieinander. Nur bei den mit * gekennzeichneten Elementen gibt die Literatur z.T. stark voneinander abweichende Werte an.

Die Oxidationszahlen sind in der Regel nach ihrer Häufigkeit angegeben (häufigste zuerst).
OZ = Ordnungszahl im Periodensystems

# 6 Allgemeine und anorganische Chemie

## 6.1 Wichtige anorganische Stoffe

| Name der Verbindung (syst.) | Trivialname(n), lat. Namen | Formel | relative Molekülmasse $M_r$ | Dichte ρ [g · ml⁻¹] | Schmelzpunkt [°C] | Siedepunkt [°C] |
|---|---|---|---|---|---|---|
| Aluminiumhydroxid | Aluminii hydroxidum<br>Aluminium hydroxydatum | $Al(OH)_3$ | 78,01 | 2,40 | zersetzlich ab 170 | – |
| Aluminiumoxid | Aluminii oxidum<br>Aluminium oxydatum | $Al_2O_3$ | 101,96 | 3,90 | 2045 | 3530 |
| Aluminiumsulfat | Aluminii sulfas<br>Aluminium sulfuricum | $Al_2(SO_4)_3$ | 342,14 | 2,71 | zersetzlich ab 600 | – |
| Ammoniak | | $NH_3$ | 17,04 | 0,77 g · $l^{-1}$ | –77,7 | –33,4 |
| Ammoniumcarbonat | Ammonii carbonas<br>Ammonium carbonicum | $(NH_4)_2CO_3$ | 96,11 | 1,60 | zersetzlich ab 58 | – |
| Ammoniumchlorid | Salmiak<br>Ammonii chloridum<br>Ammonium chloratum | $NH_4Cl$ | 53,50 | 1,54 | sublimiert ab 335 | – |
| Ammoniumhydrogen-carbonat | Ammonii hydrogenocarbonas<br>Ammonium hydrocarbonicum | $NH_4HCO_3$ | 79,07 | 2,40 | zersetzlich ab 60 | – |
| Ammoniumnitrat | Ammonsalpeter<br>Ammonii nitras<br>Ammonium nitricum | $NH_4NO_3$ | 80,06 | 1,73 | 169 | zersetzlich ab 200 |

| Name der Verbindung (syst.) | Trivialname(n), lat. Namen | Formel | relative Molekülmasse $M_r$ | Dichte ρ [g · ml⁻¹] | Schmelzpunkt [°C] | Siedepunkt [°C] |
|---|---|---|---|---|---|---|
| Ammoniumsulfat | Ammonii sulfas<br>Ammonium sulfuricum | $(NH_4)_2SO_4$ | 132,16 | 1,77 | 513 | zersetzlich |
| Bariumchlorid | Barii chloridum<br>Barium chloratum | $BaCl_2$ | 208,24 | 3,09 | 955 | 1562 |
| Bariumhydroxid | Barii hydroxidum<br>Barium hydroxydatum | $Ba(OH)_2$ | 171,36 | 4,50 | 78 | 103 |
| Blei(II)-nitrat | Plumbi nitras<br>Plumbum nitricum | $Pb(NO_3)_2$ | 331,21 | 4,53 | zersetzlich ab 200 | – |
| Blei(II)-oxid | Plumbi oxidum<br>Plumbum oxydatum | PbO | 223,19 | 9,53 | 890 | 1470 |
| Blei(II,IV)-oxid | Mennige | $Pb_3O_4$ ($PbO \cdot PbO_2$) | 685,57 | 9,10 | zersetzlich ab 830 | – |
| Borsäure<br>(*Salze:* Borate) | Acidum boricum | $H_3BO_3$ | 61,84 | 1,40 | zersetzlich ab 185 | |
| Calciumcarbonat | Kalkstein<br>Kreide<br>Marmor<br>Schlämmkreide (Calcii carbonas<br>Calcium carbonicum<br>Creta praeparata) | $CaCO_3$ | 100,09 | 2,93 | zersetzlich ab 825 | – |
| Calciumchlorid | Calcii chloridum<br>Calcium chloratum | $CaCl_2$ | 110,98 | 2,15 | 772 | > 1600 |

| Name der Verbindung (syst.) | Trivialname(n), lat. Namen | Formel | relative Molekülmasse $M_r$ | Dichte ρ [$g \cdot ml^{-1}$] | Schmelzpunkt [°C] | Siedepunkt [°C] |
|---|---|---|---|---|---|---|
| Calcium-chlorid-hypochlorit (häufig Gemisch aus $CaCl_2$, $Ca(OCl)_2$ und $Ca(OH)_2$) | Chlorkalk<br>„gechlorter Kalk"<br>Calcaria chlorata | „CaCl(OCl)" | 126,98 | 1,50<br>(32 – 35 %) | – | – |
| Calciumhydroxid | Calcii hydroxidum<br>Calcium hydroxydatum | $Ca(OH)_2$ | 74,10 | 2,23 | zersetzlich ab 580 | – |
| Calciumoxid | Ätzkalk<br>Calcii oxidum<br>Calcium oxydatum<br>Calcaria usta | CaO | 56,08 | 3,40 | 2572 | 2850 |
| Calciumsulfat | Anhydrit<br>Gips (= $CaSO_4 \cdot 2\ H_2O$)<br>Calcii sulfas<br>Calcium sulfuricum | $CaSO_4$ | 136,14 | 2,96 | 1297 | – |
| Chlorwasserstoffsäure (verschiedene Konzentrationen) (*Salze:* Chloride) | Salzsäure<br>Acidum hydrochloricum<br>Acidum chloratum | HCl in $H_2O$ | 36,46 (HCl-Gas) | konzentrationsabhängig | – | – |
| Eisen(III)-chlorid | Ferri chloridum<br>Ferrum sesquichloratum | $FeCl_3$ | 162,20 | 2,80 | 304 | 319 |
| Eisen(II)-sulfat-heptahydrat | Eisenvitriol<br>Ferrosi sulfas heptahydricus<br>Ferrosum sulfuricum | $FeSO_4 \cdot 7\ H_2O$ | 278,05 | 1,90 | 64 | zersetzlich ab 90 |

| Name der Verbindung (syst.) | Trivialname(n), lat. Namen | Formel | relative Molekülmasse $M_r$ | Dichte $\rho$ [$g \cdot ml^{-1}$] | Schmelzpunkt [°C] | Siedepunkt [°C] |
|---|---|---|---|---|---|---|
| Eisen(II)-sulfid | im Pyrit enthalten<br>Ferrosi sulfidum<br>Ferrosum sulfuratum | $FeS$ | 87,91 | 4,84 | 1195 | zersetzlich |
| Kaliumaluminium-sulfat-dodecahydrat | Alaun<br>Alumen<br>Kalii aluminii sulfas dodecahydricus<br>Aluminium-Kalium sulfuricum | $KAl(SO_4)_2 \cdot 12\ H_2O$ | 474,44 | 1,80 | zersetzlich ab 92 | – |
| Kaliumbromid | Kalii bromidum<br>Kalium bromatum | $KBr$ | 119,01 | 2,75 | 742 | 1382 |
| Kaliumcarbonat | Pottasche<br>Kalii carbonas<br>Kalium carbonicum | $K_2CO_3$ | 138,21 | 2,43 | 897 | zersetzlich |
| Kaliumchlorat | Kalii chloras<br>Kalium chloricum | $KClO_3$ | 122,55 | 2,32 | zersetzlich ab 356 | – |
| Kaliumchlorid | Sylvin<br>Kalii chloridum<br>Kalium chloratum | $KCl$ | 74,55 | 1,98 | 770 | 1405 |
| Kaliumhydroxid | Ätzkali<br>Kalii hydroxidum<br>Kalium hydroxydatum | $KOH$ | 56,11 | 2,04 | 360 | 1327 |
| Kaliumiodid | Kalii iodidum<br>Kalium iodatum | $KI$ | 166,00 | 3,1 | 681 | 1324 |

| Name der Verbindung (syst.) | Trivialname(n), lat. Namen | Formel | relative Molekülmasse $M_r$ | Dichte ρ [$g \cdot ml^{-1}$] | Schmelzpunkt [°C] | Siedepunkt [°C] |
|---|---|---|---|---|---|---|
| Kaliumnitrat | (Kali-)Salpeter<br>Kalii nitras<br>Kalium nitricum | $KNO_3$ | 101,11 | 2,11 | 308 | zersetzlich ab 400 |
| Kaliumperchlorat | Kalii perchloras<br>Kalium perchloricum | $KClO_4$ | 138,55 | 2,50 | zersetzlich ab 400 | – |
| Kaliumpermanganat [Kaliummanganat(VII)] | Kalii permanganas<br>Kalium permanganicum | $KMnO_4$ | 158,04 | 2,70 | zersetzlich ab 240 | – |
| Kaliumsulfid | Schwefelleber<br>Kalii sulfidum<br>Kalium sulfuratum | $K_2S$ | 110,26 | 1,80 | 471 | – |
| Kupfer(II)-sulfat | Cupri sulfas<br>Cuprum sulfuricum | $CuSO_4$ | 159,61 | 3,61 | 200 | zersetzlich ab 650 |
| Kupfer(II)-sulfat-pentahydrat | Kupfervitriol<br>Cupri sulfas pentahydricus | $CuSO_4 \cdot 5\ H_2O$ | 249,71 | 2,30 | zersetzlich ab 110 | – |
| Magnesiumhydroxid | Magnesii hydroxidum<br>Magnesium hydroxydatum | $Mg(OH)_2$ | 58,33 | 2,40 | zersetzlich ab 350 | – |
| Magnesiumoxid | gebrannte Magnesia<br>Magnesii oxidum<br>Magnesia usta | $MgO$ | 40,31 | 3,65 | 2640 | 2800 |
| Magnesiumsulfat-heptahydrat | Bittersalz<br>Magnesiumvitriol<br>Magnesii sulfas heptahydricus<br>Magnesium sulfuricum | $MgSO_4 \cdot 7\ H_2O$ | 246,51 | 1,70 | zersetzlich ab 70 | – |

| Name der Verbindung (syst.) | Trivialname(n), lat. Namen | Formel | relative Molekülmasse $M_r$ | Dichte ρ [g · ml⁻¹] | Schmelzpunkt [°C] | Siedepunkt [°C] |
|---|---|---|---|---|---|---|
| Monosulfan (Schwefelwasserstoff) (*Salze:* Sulfide) | Hydrogenium sulfuratum | $H_2S$ | 34,08 | 1,529 g · $l^{-1}$ | –86 | –60 |
| Natriumtetraborat-decahydrat | Borax<br>Natrii tetraboras decahydricus<br>Natrium biboracicum | $Na_2B_4O_7 \cdot 10\ H_2O$ | 381,42 | 1,70 | zersetzlich ab 75 | – |
| Natriumcarbonat | Soda<br>Natrii carbonas<br>Natrium carbonicum | $Na_2CO_3$ | 105,99 | 2,53 | 852 | zersetzlich ab 1600 |
| Natriumchlorat | Natrii chloras<br>Natrium chloricum | $NaClO_3$ | 106,44 | 2,50 | 255 | zersetzlich |
| Natriumchlorid | Kochsalz<br>Natrii chloridum<br>Natrium chloratum | NaCl | 58,44 | 2,16 | 800 | 1465 |
| Natriumhydrogencarbonat | Natron<br>Natrii hydrogenocarbonas<br>Natrium bicarbonicum | $NaHCO_3$ | 84,01 | 2,20 | zersetzlich ab 270 | – |
| Natriumhydroxid | Ätznatron<br>Natrii hydroxidum<br>Natrium hydroxydatum<br>Natrium hydricum | NaOH | 40,00 | 2,13 | 122 | 1390 |

| Name der Verbindung (syst.) | Trivialname(n), lat. Namen | Formel | relative Molekülmasse $M_r$ | Dichte ρ [g · ml⁻¹] | Schmelzpunkt [°C] | Siedepunkt [°C] |
|---|---|---|---|---|---|---|
| Natriumnitrat | Chilesalpeter<br>Natrii nitras<br>Natrium nitricum | $NaNO_3$ | 85,00 | 2,25 | 310 | zersetzlich ab 380 |
| Natriumnitrit | Natrii nitris<br>Natrium nitrosum | $NaNO_2$ | 69,00 | 2,20 | 271 | zersetzlich ab 320 |
| Natriumperchlorat | Natrii perchloras<br>Natrium perchloricum | $NaClO_4$ | 122,44 | 2,02 | zersetzlich ab 482 | – |
| Natriumsulfat-decahydrat | Glaubersalz<br>Natrii sulfas decahydricus<br>Natrium sulfuricum | $Na_2SO_4 \cdot 10\ H_2O$ | 322,24 | 1,50 | 32 | zersetzlich ab 100 |
| Natriumthiosulfat | Fixiersalz<br>Antichlor<br>Natrii thiosulfas<br>Natrium thiosulfuricum | $Na_2S_2O_3$ | 158,10 | 1,70 | zersetzlich | – |
| Perchlorsäure(*Salze:* Perchlorate) | Acidum perchloricum | $HClO_4$ | 100,46 | 1,76 | –112 | 39 |
| Phosphorsäure (Orthophosphorsäure) (*Salze:* Phosphate) | Acidum phosphoricum | $H_3PO_4$ | 98,00 | 1,88 | 42 | – |
| Quecksilber(I)-chlorid | Kalomel<br>Hydrargyrosi chloridum<br>Hydrargyrum chloratum | $Hg_2Cl_2$ | 472,08 | 7,20 | 543 (unter Druck) | sublimiert bei 383 |

| Name der Verbindung (syst.) | Trivialname(n), lat. Namen | Formel | relative Molekülmasse $M_r$ | Dichte ρ [g · ml⁻¹] | Schmelzpunkt [°C] | Siedepunkt [°C] |
|---|---|---|---|---|---|---|
| Quecksilber(II)-chlorid | Sublimat<br>Hydrargyri chloridum<br>Hydrargyrum perchloridum<br>Hydrargyrum bichloratum | $HgCl_2$ | 271,49 | 5,42 | 277 | 304 |
| Quecksilber(II)-oxid | Hydrargyri oxidum<br>Hydrargyrum oxydatum | HgO | 216,59 | 11,14 | zersetzlich ab 100 | – |
| Quecksilber(II)-sulfid (rote Modifikation) | Zinnober<br>Hydrargyri sulfidum<br>Hydrargyrum sulfuratum | HgS | 232,65 | 8,10 | – | sublimiert bei 580 |
| Salpetersäure (*Salze:* Nitrate) | Acidum nitricum | $HNO_3$ | 63,02 | 1,51 | –47 | zersetzlich ab 86 |
| salpetrige Säure (nur sehr verdünnte Lösungen) (*Salze:* Nitrite) | Acidum nitrosum | $HNO_2$ | 47,02 | – | – | – |
| Schwefelsäure (*Salze:* Sulfate) | Acidum sulfuricum | $H_2SO_4$ | 98,08 | 1,83 | 11 | zersetzlich ab 338 |
| schweflige Säure (nur in Lösungen) (*Salze:* Sulfite) | Acidum sulfurosum | $H_2SO_3$ | 82,08 | – | – | – |
| Silberchlorid | Argenti chloridum<br>Argentum chloratum | AgCl | 143,32 | 5,60 | 455 | 1564 |

| Name der Verbindung (syst.) | Trivialname(n), lat. Namen | Formel | relative Molekülmasse $M_r$ | Dichte ρ [g · ml⁻¹] | Schmelzpunkt [°C] | Siedepunkt [°C] |
|---|---|---|---|---|---|---|
| Silbernitrat | Höllenstein<br>Argenti nitras<br>Argentum nitricum<br>Lapis infernalis | $AgNO_3$ | 169,88 | 4,35 | 209 | zersetzlich ab 444 |
| Siliciumdioxid | Quarz<br>gefällte Kieselsäure<br>Silicii dioxidum | $SiO_2$ | 60,09 | 2,65 | 1470 | 2230 |
| Zinkchlorid | Zinci chloridum<br>Zincum chloratum | $ZnCl_2$ | 136,27 | 2,91 | 313 | 732 |
| Zinkoxid | Zinkweiß<br>Zinci oxidum<br>Zincum oxydatum | ZnO | 81,37 | 5,47 | 1975 (bei Unterdruck) | sublimiert bei 1800 |
| Zinksulfat-heptahydrat | Zinkvitriol<br>weißer Vitriol<br>Zinci sulfas heptahydricus<br>Zincum sulfuricum | $ZnSO_4 \cdot 7\ H_2O$ | 287,57 | 2,00 | 100 | zersetzlich ab 280 |

## 6.2 Das Massenwirkungsgesetz (MWG) und seine Anwendungen

Für jedes chemische Gleichgewicht gilt, dass, nachdem es sich eingestellt hat, sich die Konzentrationen der Ausgangsstoffe und Reaktionsprodukte scheinbar nicht mehr ändern. In Wirklichkeit aber laufen Hin- und Rückreaktion gleichzeitig ab, und die Stoffe wandeln sich weiterhin ineinander um (= stationäres Gleichgewicht). Mathematisch heißt das: Der Quotient aus dem Produkt der Gleichgewichtskonzentrationen der Produkte und dem Produkt der Gleichgewichtskonzentrationen der Edukte ist konstant.

Für $\alpha A + \beta B \rightarrow \gamma C + \delta D$ gilt: $$K = \frac{[C]^{\gamma} \cdot [D]^{\delta}}{[A]^{\alpha} \cdot [B]^{\beta}}$$

In eckigen Klammern stehen die Gleichgewichtskonzentrationen (z.B. $[A]^{\alpha}$ heißt Konzentration des Stoffes A im Gleichgewicht mit der Stöchiometriezahl $\alpha$ im Exponenten). Im Gegensatz dazu wird die Ausgangskonzentration wie gewöhnlich mit c bezeichnet (z.B. c(A) heißt Anfangskonzentration des Stoffes A). Beide tragen die Einheit $mol \cdot l^{-1}$. Es wird auch deutlich, dass K unterschiedliche Einheiten (abhängig von den Stöchiometriezahlen, die im Exponenten erscheinen) haben kann. Die Konstanten sind für viele Reaktionen tabelliert. **Nur** Konstanten mit **gleichen** Einheiten können miteinander verglichen werden! Das gilt natürlich auch für die pK-Werte.

Ein chemisches Gleichgewicht hat die Möglichkeit, auf äußere Einflüsse zu reagieren: es folgt dem Prinzip des kleinsten Zwangs. Nach Le Chatelier kann ein Gleichgewicht durch Temperatur [$K = f(T)$], durch Konzentrationsänderungen eines Edukts oder Produkts und durch Druckänderungen (bei Gleichgewichten mit gasförmigen Reaktionspartnern) beeinflusst werden.

Anwendungen des MWG sind das Ionenprodukt des Wassers (pH-Wert), Säure- und Basekonstante und das Löslichkeitsprodukt. Auch zur Herstellung von Puffergemischen bildet es die Grundlage.

### Autoprotolyse des Wassers, pH- und pOH-Wert

In reinem Wasser dissoziiert ein sehr kleiner Teil der Moleküle in die entsprechenden Ionen:

$H_2O \rightleftarrows H^+ + OH^-$

Dies nennt man die **Autoprotolyse des Wassers.** Wie für jedes chemische Gleichgewicht lässt sich auch hier eine Gleichung für das MWG aufstellen:

$$K = \frac{[H^+] \cdot [OH^-]}{[H_2O]} \qquad K = 1{,}8 \cdot 10^{-16}\ \text{mol} \cdot \text{l}^{-1}$$

$$K \cdot [H_2O] = [H^+] \cdot [OH^-]$$

Weil ein sehr kleiner Teil des Wassers dissoziiert ist, gilt: Die Konzentration des Wassers im Gleichgewicht ist gleich der Anfangskonzentration:

$$[H_2O] = c(H_2O) = 55{,}6\ \text{mol} \cdot \text{l}^{-1}$$

Somit ergibt sich für die Gleichung:

$$1{,}8 \cdot 10^{-16}\ \text{mol} \cdot \text{l}^{-1} \cdot 55{,}6\ \text{mol} \cdot \text{l}^{-1} = [H^+] \cdot [OH^-]$$
$$1{,}0008 \cdot 10^{-14}\ \text{mol}^2 \cdot \text{l}^{-2} = [H^+] \cdot [OH^-]$$

daraus folgt: $[H^+] = [OH^-] = 1{,}0004 \cdot 10^{-7}\ \text{mol} \cdot \text{l}^{-1} \approx 10^{-7}\ \text{mol} \cdot \text{l}^{-1}$

Umrechnung $[H^+] \leftrightarrow$ pH bzw. $[OH^-] \leftrightarrow$ pOH **(nur für $[H^+]$ und $[OH^-] \leq 1$ mol · $l^{-1}$)**:

$$pH = -\lg \frac{[H^+]}{\text{mol} \cdot \text{l}^{-1}} \qquad pOH = -\lg \frac{[OH^-]}{\text{mol} \cdot \text{l}^{-1}}$$

$$[H^+] = 10^{-pH} \cdot \text{mol} \cdot \text{l}^{-1} \qquad [OH^-] = 10^{-pOH} \cdot \text{mol} \cdot \text{l}^{-1}$$

in neutraler Lösung (d. h. $[H^+] = 10^{-7}$ mol · $l^{-1}$):

$$pH = pOH = -\lg \frac{10^{-7} \cdot \text{mol} \cdot \text{l}^{-1}}{\text{mol} \cdot \text{l}^{-1}} = 7$$

$$pH + pOH = 14 \qquad \text{(Konzentrationen in mol} \cdot \text{l}^{-1}\text{)}$$

### Säurekonstanten

Die Säurekonstante gibt Auskunft über die Stärke einer Säure, d. h. sie beschreibt das Gleichgewicht, das sich bei der Reaktion der Säure mit den Lösungsmittelmolekülen (Wasser) einstellt.

Für $HA + H_2O \rightleftarrows H_3O^+ + A^-$ gilt: $K = \frac{[H_3O^+] \cdot [A^-]}{[HA] \cdot [H_2O]}$

Die Säurekonstante errechnet sich wie folgt:

$$K_S = K \cdot [H_2O] = \frac{[H_3O^+] \cdot [A^-]}{[HA]}$$

Da die Säurekonstanten mehrere Zehnerpotenzen umfassen können, schreibt man rationeller:

$$-\lg \frac{K_S}{mol \cdot l^{-1}} = pK_S$$

Vereinfachte Ermittlung der Wasserstoffionenkonzentrationen starker und schwacher Säuren

starke Säure: $[H^+] = c(HA)$

schwache Säure: $[H^+] = \sqrt{K_S \cdot c(HA)}$

## Konstanten einiger Säuren bei 22 °C

| Säure | Gleichgewicht für $K_S$ | $K_S$ [mol · l⁻¹] |
|---|---|---|
| Perchlorsäure | $HClO_4 \rightleftarrows H^+ + ClO_4^-$ | $1{,}0 \cdot 10^{10}$ |
| Salzsäure (Chlorwasserstoffsäure) | $HCl \rightleftarrows H^+ + Cl^-$ | $1{,}0 \cdot 10^{7}$ |
| Schwefelsäure | $H_2SO_4 \rightleftarrows H^+ + HSO_4^-$ | $1{,}0 \cdot 10^{3}$ |
| Salpetersäure | $HNO_3 \rightleftarrows H^+ + NO_3^-$ | $2{,}1 \cdot 10^{1}$ |
| Wasserstoffionen/Oxoniumionen | $H^+ \rightleftarrows H^+$ ($H_3O^+ \rightleftarrows H^+ + H_2O$) | $1{,}0 \cdot 10^{0}$ |
| Hydrogensulfationen | $HSO_4^- \rightleftarrows H^+ + SO_4^{2-}$ | $1{,}2 \cdot 10^{-2}$ |
| Orthophosphorsäure | $H_3PO_4 \rightleftarrows H^+ + H_2PO_4^-$ | $7{,}5 \cdot 10^{-3}$ |
| Hexaaquaeisen(III)-ionen | $[Fe(H_2O)_6]^{3+} \rightleftarrows H^+ + [Fe(H_2O)_5(OH)]^{2+}$ | $6{,}0 \cdot 10^{-3}$ |
| Flusssäure (Fluorwasserstoffsäure) | $HF \rightleftarrows H^+ + F^-$ | $6{,}2 \cdot 10^{-4}$ |
| Essigsäure (Ethansäure) | $CH_3COOH \rightleftarrows H^+ + CH_3COO^-$ | $1{,}8 \cdot 10^{-5}$ |
| Hexaaquaaluminiumionen | $[Al(H_2O)_6]^{3+} \rightleftarrows H^+ + [Al(H_2O)_5(OH)]^{2+}$ | $1{,}4 \cdot 10^{-5}$ |
| Kohlensäure | $H_2CO_3 \rightleftarrows H^+ + HCO_3^-$ | $4{,}3 \cdot 10^{-7}$ |
| Dihydrogenphosphationen | $H_2PO_4^- \rightleftarrows H^+ + HPO_4^{2-}$ | $6{,}2 \cdot 10^{-8}$ |
| Ammoniumionen | $NH_4^+ \rightleftarrows H^+ + NH_3$ | $5{,}6 \cdot 10^{-10}$ |

| Säure | Gleichgewicht für $K_S$ | $K_S$ [$mol \cdot l^{-1}$] |
|---|---|---|
| Hexaaquazinkionen | $[Zn(H_2O)_6]^{3+} \rightleftarrows H^+ + [Zn(H_2O)_5(OH)]^{2+}$ | $2{,}5 \cdot 10^{-10}$ |
| Phenol (Hydroxybenzol) | $C_6H_5OH \rightleftarrows H^+ + C_6H_5O^-$ | $1{,}3 \cdot 10^{-10}$ |
| Hydrogencarbonationen | $HCO_3^- \rightleftarrows H^+ + CO_3^{2-}$ | $5{,}6 \cdot 10^{-11}$ |
| Hydrogenphosphationen | $HPO_4^{2-} \rightleftarrows H^+ + PO_4^{3-}$ | $2{,}2 \cdot 10^{-13}$ |
| Wasser | $H_2O \rightleftarrows H^+ + OH^-$ | $1{,}0 \cdot 10^{-14}$ |

### Basekonstanten

Die Basekonstante gibt Auskunft über die Stärke einer Base, d.h. sie beschreibt das Gleichgewicht, das sich bei der Reaktion der Base mit den Lösungsmittelmolekülen (Wasser) einstellt.

Für $B + H_2O \rightleftarrows BH^+ + OH^-$ gilt: $K = \frac{[BH^+] \cdot [OH^-]}{[B] \cdot [H_2O]}$

Die Basekonstante errechnet sich wie folgt:

$$K_B = K \cdot [H_2O] = \frac{[BH^+] \cdot [OH^-]}{[B]}$$

Da die Basekonstanten mehrere Zehnerpotenzen umfassen können, schreibt man rationeller:

$$-\lg \frac{K_B}{mol \cdot l^{-1}} = pK_B$$

Vereinfachte Ermittlung der Wasserstoffionenkonzentrationen (hier in pH) starker und schwacher Basen

starke Base: $[OH^-] = c(B)$, dann pOH-Wert berechnen, dann pH = 14 – pOH
schwache Base: $[OH^-] = \sqrt{K_B \cdot c(B)}$, dann weiter wie starke Basen

**Konstanten einiger Basen bei 22 °C**

| Base | Gleichgewicht für $K_B$ | $K_B$ in $mol \cdot l^{-1}$ |
|---|---|---|
| Oxidionen | $O^{2-} + H_2O \rightleftarrows OH^- + OH^-$ | $1{,}0 \cdot 10^{10}$ |
| Amidionen | $NH_2^- + H_2O \rightleftarrows NH_3 + OH^-$ | $1{,}0 \cdot 10^{9}$ |
| Hydroxidionen | $OH^- + H_2O \rightleftarrows H_2O + OH^-$ | $1{,}0 \cdot 10^{0}$ |

| Base | Gleichgewicht für $K_B$ | $K_B$ in $mol \cdot l^{-1}$ |
|---|---|---|
| Phosphationen | $PO_4^{3-} + H_2O \rightleftarrows HPO_4^{2-} + OH^-$ | $4{,}5 \cdot 10^{-2}$ |
| Carbonationen | $CO_3^{2-} + H_2O \rightleftarrows HCO_3^- + OH^-$ | $1{,}8 \cdot 10^{-4}$ |
| Ammoniak | $NH_3 + H_2O \rightleftarrows NH_4^+ + OH^-$ | $1{,}8 \cdot 10^{-5}$ |
| Hydrogenphosphationen | $HPO_4^{2-} + H_2O \rightleftarrows H_2PO_4^- + OH^-$ | $1{,}6 \cdot 10^{-7}$ |
| Hydrogencarbonationen | $HCO_3^- + H_2O \rightleftarrows H_2CO_3 + OH^-$ | $2{,}3 \cdot 10^{-8}$ |
| Acetationen | $CH_3COO^- + H_2O \rightleftarrows CH_3COOH + OH^-$ | $5{,}6 \cdot 10^{-10}$ |
| Anilin (Aminobenzol) | $C_6H_5NH_2 + H_2O \rightleftarrows C_6H_5NH_3^+ + OH^-$ | $3{,}8 \cdot 10^{-10}$ |
| Dihydrogenphosphationen | $H_2PO_4^- + H_2O \rightleftarrows H_3PO_4 + OH^-$ | $1{,}3 \cdot 10^{-12}$ |
| Wasser | $H_2O \rightleftarrows H^+ + OH^-$ | $1{,}0 \cdot 10^{-14}$ |

### Zusammenhang zwischen Säure- und Basekonstanten

Für die K-Werte einer Säure und ihrer korrespondierenden Base gilt die folgende Beziehung:

$K_S \cdot K_B = 10^{-14}\ mol^2 \cdot l^{-2}$ bzw. $pK_S + pK_B = 14$

### Puffer

Ein Puffergemisch ist in der Lage, pH-Schwankungen abzufangen und einen bestimmten pH-Wert konstant zu halten (z.B. wird im Blut ein pH-Wert von 7,35 – 7,45 durch einen Kohlendioxid-Hydrogencarbonat-Puffer gewährleistet).

Berechnung nach Henderson und Hasselbalch: $pH = pK_S - \lg \frac{c(HB)}{c(B^-)}$

mit c(HB) und $c(B^-)$ als Konzentrationen einer Säure und ihrer korrespondierenden Base.

Bei gleichen Konzentrationen von Säure und Base gilt: $pH = pK_S$

### Löslichkeitsprodukte

Das Löslichkeitsprodukt L oder auch $K_L$ beschreibt das chemische Gleichgewicht in einer gesättigten Lösung (= Lösung über einem Bodensatz). In einer solchen Lösung steht also die ungelöste Form eines schwer löslichen Salzes (alle Salze sind irgendwann schwer löslich) mit ihren in der Lösung befindlichen Ionen im Gleichgewicht, was durch die folgende Reaktionsgleichung ausgedrückt wird:

$A_aB_b\downarrow \rightleftarrows a\ A + b\ B$ (Die Ionenladungen wurden hier der Übersichtlichkeit halber weggelassen.)

Aus dieser Reaktion leitet sich das folgende MWG ab:

$$K = \frac{[A]^a \cdot [B]^b}{[A_aB_b]}$$

Das Löslichkeitsprodukt (tabellierte Werte) ist wie folgt definiert:

$$L = K \cdot [A_aB_b] = K = [A]^a \cdot [B]^b$$

Dadurch kann z. B. die Konzentration eines Ions A in der gesättigten Lösung berechnet werden.

Durch die unterschiedlichen Exponenten a und b können verschiedene Konzentrationseinheiten (Potenzen von $mol \cdot l^{-1}$) auftreten. Es sei nochmals ausdrücklich darauf hingewiesen, dass nur Löslichkeitsprodukte mit **gleichen** Einheiten miteinander verglichen werden können!

## Löslichkeitsprodukte einiger Salze bei 20 °C

| Salz | Gleichgewicht für L | L |
|---|---|---|
| Bariumcarbonat | $BaCO_3\downarrow \rightleftarrows Ba^{2+} + CO_3^{2-}$ | $7{,}0 \cdot 10^{-9}\ mol^2 \cdot l^{-2}$ |
| Bariumsulfat | $BaSO_4\downarrow \rightleftarrows Ba^{2+} + SO_4^{2-}$ | $1{,}1 \cdot 10^{-10}\ mol^2 \cdot l^{-2}$ |
| Bismut(III)-sulfid | $Bi_2S_3\downarrow \rightleftarrows 2\ Bi^{3+} + 3\ S^{2-}$ | $1{,}6 \cdot 10^{-72}\ mol^5 \cdot l^{-5}$ |
| Blei(II)-carbonat | $PbCO_3\downarrow \rightleftarrows Pb^{2+} + CO_3^{2-}$ | $1{,}5 \cdot 10^{-15}\ mol^2 \cdot l^{-2}$ |
| Blei(II)-chlorid | $PbCl_2\downarrow \rightleftarrows Pb^{2+} + 2\ Cl^-$ | $1{,}8 \cdot 10^{-4}\ mol^3 \cdot l^{-3}$ |
| Blei(II)-sulfid | $PbS\downarrow \rightleftarrows Pb^{2+} + S^{2-}$ | $3{,}4 \cdot 10^{-28}\ mol^2 \cdot l^{-2}$ |
| Blei(II)-sulfat | $PbSO_4\downarrow \rightleftarrows Pb^{2+} + SO_4^{2-}$ | $2{,}0 \cdot 10^{-8}\ mol^2 \cdot l^{-2}$ |
| Calciumcarbonat | $CaCO_3\downarrow \rightleftarrows Ca^{2+} + CO_3^{2-}$ | $4{,}8 \cdot 10^{-9}\ mol^2 \cdot l^{-2}$ |
| Calciumsulfat | $CaSO_4\downarrow \rightleftarrows Ca^{2+} + SO_4^{2-}$ | $6{,}1 \cdot 10^{-5}\ mol^2 \cdot l^{-2}$ |
| Eisen(II)-sulfid | $FeS\downarrow \rightleftarrows Fe^{2+} + S^{2-}$ | $3{,}7 \cdot 10^{-19}\ mol^2 \cdot l^{-2}$ |
| Kaliumperchlorat | $KClO_4\downarrow \rightleftarrows K^+ + ClO_4^-$ | $1{,}1 \cdot 10^{-2}\ mol^2 \cdot l^{-2}$ |

| Salz | Gleichgewicht für L | L |
|---|---|---|
| Kupfer(II)-carbonat | $CuCO_3\downarrow \rightleftarrows Cu^{2+} + CO_3^{2-}$ | $1{,}4 \cdot 10^{-10}$ mol² · l⁻² |
| Kupfer(I)-chlorid | $CuCl\downarrow \rightleftarrows Cu^{+} + Cl^{-}$ | $1{,}8 \cdot 10^{-7}$ mol² · l⁻² |
| Kupfer(I)-sulfid | $Cu_2S\downarrow \rightleftarrows 2\ Cu^{+} + S^{2-}$ | $2{,}0 \cdot 10^{-47}$ mol³ · l⁻³ |
| Kupfer(II)-sulfid | $CuS\downarrow \rightleftarrows Cu^{2+} + S^{2-}$ | $8{,}0 \cdot 10^{-37}$ mol² · l⁻² |
| Magnesiumcarbonat | $MgCO_3\downarrow \rightleftarrows Mg^{2+} + CO_3^{2-}$ | $1{,}0 \cdot 10^{-10}$ mol² · l⁻² |
| Mangancarbonat | $MnCO_3\downarrow \rightleftarrows Mn^{2+} + CO_3^{2-}$ | $1{,}0 \cdot 10^{-10}$ mol² · l⁻² |
| Natriumhydrogencarbonat | $NaHCO_3\downarrow \rightleftarrows Na^{+} + HCO_3^{-}$ | $1{,}3 \cdot 10^{-3}$ mol² · l⁻² |
| Quecksilber(I)-carbonat | $Hg_2CO_3\downarrow \rightleftarrows Hg_2^{2+} + CO_3^{2-}$ | $9{,}0 \cdot 10^{-17}$ mol³ · l⁻³ |
| Quecksilber(I)-sulfid | $Hg_2S\downarrow \rightleftarrows Hg_2^{2+} + S^{2-}$ | $1{,}0 \cdot 10^{-45}$ mol³ · l⁻³ |
| Silberbromid | $AgBr\downarrow \rightleftarrows Ag^{+} + Br^{-}$ | $6{,}3 \cdot 10^{-13}$ mol² · l⁻² |
| Silberchlorid | $AgCl\downarrow \rightleftarrows Ag^{+} + Cl^{-}$ | $1{,}6 \cdot 10^{-10}$ mol² · l⁻² |
| Silberiodid | $AgI\downarrow \rightleftarrows Ag^{+} + I^{-}$ | $1{,}5 \cdot 10^{-16}$ mol² · l⁻² |
| Zinkcarbonat | $ZnCO_3\downarrow \rightleftarrows Zn^{2+} + CO_3^{2-}$ | $6{,}0 \cdot 10^{-11}$ mol² · l⁻² |

## 6.3 Elektrochemische Spannungsreihe

Das Messprinzip ist hier der Vergleich des betreffenden Redoxpaares (realisiert als Elektrode) mit einem anderen Redoxpaar (auch als Elektrode vorliegend), welches als Standardelektrode fungiert. Wenn alle Redoxpaare mit dem gleichen Standard-Redoxpaar verglichen werden, dann können diese auch untereinander verglichen werden. Das Redoxpaar $H_2/2\ H^+$ ist das Standard-Redoxpaar [Standard-Wasserstoffelektrode (298 K, 101 325 Pa, Konzentration der Reaktionspartner 1 mol · $l^{-1}$)].

| Redoxpaar | Gleichgewicht für $E_0$ | Normalpotenzial $E_0$ [V] |
|---|---|---|
| $Li/Li^+$ | $Li \rightleftarrows Li^+ + e^-$ | –3,04 |
| $K/K^+$ | $K \rightleftarrows K^+ + e^-$ | –2,92 |
| $Ca/Ca^{2+}$ | $Ca \rightleftarrows Ca^{2+} + 2\ e^-$ | –2,87 |

| Redoxpaar | Gleichgewicht für $E_0$ | Normalpotenzial $E_0$ [V] |
|---|---|---|
| $Na/Na^+$ | $Na \rightleftarrows Na^+ + e^-$ | −2,71 |
| $Mg/Mg^{2+}$ | $Mg \rightleftarrows Mg^{2+} + 2\,e^-$ | −2,38 |
| $Al/Al^{3+}$ | $Al \rightleftarrows Al^{3+} + 3\,e^-$ | −1,68 |
| $Mn/Mn^{2+}$ | $Mn \rightleftarrows Mn^{2+} + 2\,e^-$ | −1,19 |
| $Zn/Zn^{2+}$ | $Zn \rightleftarrows Zn^{2+} + 2\,e^-$ | −0,76 |
| $Cr/Cr^{3+}$ | $Cr \rightleftarrows Cr^{3+} + 3\,e^-$ | −0,71 |
| $S^{2-}/S$ | $S^{2-} \rightleftarrows S + 2\,e^-$ | −0,48 |
| $Fe/Fe^{2+}$ | $Fe \rightleftarrows Fe^{2+} + 2\,e^-$ | −0,41 |
| $Cd/Cd^{2+}$ | $Cd \rightleftarrows Cd^{2+} + 2\,e^-$ | −0,40 |
| $Ni/Ni^{2+}$ | $Ni \rightleftarrows Ni^{2+} + 2\,e^-$ | −0,23 |
| $Sn/Sn^{2+}$ | $Sn \rightleftarrows Sn^{2+} + 2\,e^-$ | −0,14 |
| $Pb/Pb^{2+}$ | $Pb \rightleftarrows Pb^{2+} + 2\,e^-$ | −0,13 |
| $H_2/2\,H^+$ | $H_2 \rightleftarrows 2\,H^+ + 2\,e^-$ | ±0,00 |
| $Sn^{2+}/Sn^{4+}$ | $Sn^{2+} \rightleftarrows Sn^{4+} + 2\,e^-$ | +0,15 |
| $Cu/Cu^{2+}$ | $Cu \rightleftarrows Cu^{2+} + 2\,e^-$ | +0,34 |
| $2\,I^-/I_2$ | $2\,I^- \rightleftarrows I_2 + 2\,e^-$ | +0,54 |
| $Fe^{2+}/Fe^{3+}$ | $Fe^{2+} \rightleftarrows Fe^{3+} + e^-$ | +0,77 |
| $Ag/Ag^+$ | $Ag \rightleftarrows Ag^+ + e^-$ | +0,80 |
| $Hg/Hg^{2+}$ | $Hg \rightleftarrows Hg^{2+} + 2\,e^-$ | +0,85 |
| $NO/NO_3^-$ | $NO + 2\,H_2O \rightleftarrows NO_3^- + 4\,H^+ + 3\,e^-$ | +0,96 |
| $2\,Br^-/Br_2$ | $2\,Br^- \rightleftarrows Br_2 + 2\,e^-$ | +1,07 |
| $2\,H_2O/O_2$ | $2\,H_2O \rightleftarrows O_2 + 4\,H^+ + 4\,e^-$ | +1,23 |
| $2\,Cr^{3+}/Cr_2O_7^{2-}$ | $2\,Cr^{3+} + 7\,H_2O \rightleftarrows Cr_2O_7^{2-} + 14\,H^+ + 6\,e^-$ | +1,33 |
| $2\,Cl^-/Cl_2$ | $2\,Cl^- \rightleftarrows Cl_2 + 2\,e^-$ | +1,36 |
| $Pb^{2+}/PbO_2$ | $Pb^{2+} + 2\,H_2O \rightleftarrows PbO_2 + 4\,H^+ + 2\,e^-$ | +1,46 |

| Redoxpaar | Gleichgewicht für $E_0$ | Normalpotenzial $E_0$ [V] |
|---|---|---|
| $Au/Au^{3+}$ | $Au \rightleftarrows Au^{3+} + 3\ e^-$ | +1,50 |
| $Mn^{2+}/MnO_4^-$ | $Mn^{2+} + 4\ H_2O \rightleftarrows MnO_4^- + 8\ H^+ + 5\ e^-$ | +1,51 |
| $2\ F^-/F_2$ | $2\ F^- \rightleftarrows F_2 + 2\ e^-$ | +2,87 |

## 6.4 Chemische Bindungstypen

- Ionenbindung
- Atombindung (polare und unpolare)
- Metallbindung
- Bindung durch zwischenmolekulare Kräfte

## 6.5 Säure-Base-Theorien

- Säure-Base-Theorie nach Arrhenius

Säuren sind wasserstoffhaltige Verbindungen, die in wässriger Lösung dissoziieren und dabei $H^+$-Teilchen (Wasserstoffionen, Protonen) abspalten. Basen sind hydroxidhaltige Verbindungen, die in wässriger Lösung dissoziieren und dabei $OH^-$-Teilchen (Hydroxidionen) abspalten.

- Säure-Base-Theorie nach Brönsted

Säuren geben in Lösung ihre Protonen an Basen ab. Sie sind Protonendonatoren.
Basen verbinden sich mit den von den Säuren abgegebenen Protonen. Sie sind Protonenakzeptoren.

- Säure-Base-Theorie nach Lewis

Lewis-Säuren übernehmen durch Bindung mit Basen Elektronenpaare, weil sie eine Elektronenpaarlücke besitzen. Sie sind Elektronenpaar-Akzeptoren. Lewis-Basen stellen für eine Bindung ein Elektronenpaar zur Verfügung. Sie sind Elektronenpaar-Donatoren.

# 7 Organische Chemie

## 7.1 Einteilung der organischen Verbindungen nach ihrem Grundgerüst (Grimm 2008)

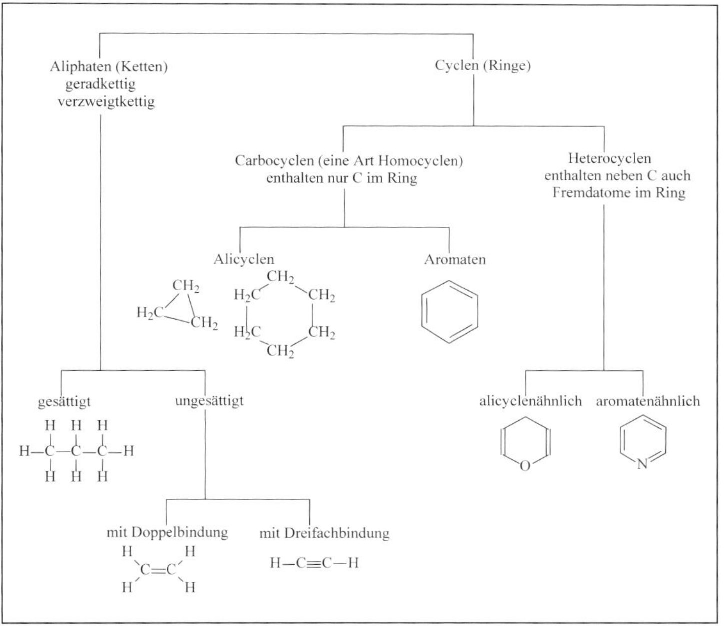

## 7.2 Wichtige organische Stoffe

| Name der Verbindung (syst.)<br>Synonyme<br>Summenformel | Trivialname(n)<br>lat. Namen | Strukturformel | relative Molekülmasse | Dichte [$g \cdot ml^{-1}$] (20 °C) | Schmelzpunkt [°C] | Siedepunkt [°C] |
|---|---|---|---|---|---|---|
| Aminobenzol<br>Phenylamin<br>$C_6H_7N$ | Anilin | 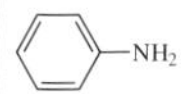 | 93,14 | 1,02 | -6 | 184,4 |
| Benzaldehyd<br>Benzolcarbaldehyd<br>$C_7H_6O$ | Bittermandelöl | 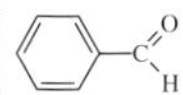 | 106,13 | 1,05 | -26 | 178 |
| Benzol<br>Benzen<br>$C_6H_6$ | | 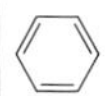 | 78,12 | 0,88 | 5,5 | 80 |
| Benzolcarbonsäure<br>(*Salze:* Benzoate)<br>$C_7H_6O_2$ | Benzoesäure<br>Acidum benzoicum | 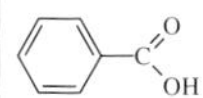 | 122,13 | 1,27 (15 °C) | 122 | 249 |
| Butandisäure<br>(*Salze:* Succinate)<br>$C_4H_6O_4$ | Bernsteinsäure<br>Acidum succinicum | 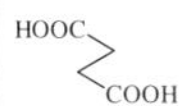 | 118,10 | 1,56 | 185–187 | 235 |
| Chlorethen<br>$C_2H_3Cl$ | Vinylchlorid | $H_2C{=}CHCl$ | 62,50 | 0,97 (−13 °C) | −159,7 | −13,5 |
| Diethylether<br>$C_4H_{10}O$ | Ether | 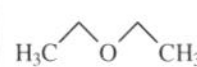 | 74,14 | 0,736 (0 °C) | −116,4 | 34,6 |

| Name der Verbindung (syst.) Synonyme Summenformel | Trivialname(n) lat. Namen | Strukturformel | relative Molekülmasse | Dichte [g · ml⁻¹] (20 °C) | Schmelzpunkt [°C] | Siedepunkt [°C] |
|---|---|---|---|---|---|---|
| (2*R*,3*R*)-Dihydroxy-butandisäure<br>(+)-Dihydroxy-butandisäure<br>(*Salze:* Tartrate)<br>$C_4H_6O_6$ | (2*R*,3*R*)-Weinsäure<br>(+)-Weinsäure<br>Acidum tartaricum | 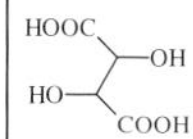 | 150,10 | 1,76 | 168 – 170 | zersetzlich ab 170 |
| (2*S*,3*S*)-Dihydroxy-butandisäure<br>(–)-Dihydroxy-butandisäure<br>(*Salze:* Tartrate)<br>$C_4H_6O_6$ | (2*S*,3*S*)-Weinsäure<br>(–)-Weinsäure<br>Acidum tartaricum | 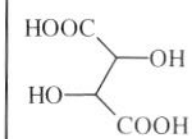 | 150,10 | 1,80 | 166 – 169 | zersetzlich |
| 2,3-Dihydroxy-butandisäure, optisch inaktiv<br>(*Salze:* Tartrate)<br>$C_4H_6O_6$ | Mesoweinsäure<br>Acidum tartaricum<br>[exakt: (2*S*,3*R*)- bzw. (2*R*,3*S*)-Dihydroxy-butandisäure] | 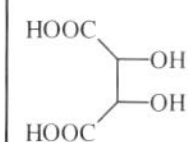 | 150,10 | 1,67 | 140 (Monohydrat) | zersetzlich bei 250 |
| 2,3-Dihydroxy-butandisäure, Racemat (*Salze:* Tartrate)<br>$C_4H_6O_6$ | Traubensäure<br>Acidum racemicum | 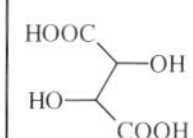 | 150,10 | 1,79 | 206 (Monohydrat) | zersetzlich |
| Ethan<br>$C_2H_6$ | | 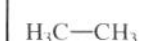 | 30,08 | 1,356 g · $l^{-1}$ | –172 | -89 |
| Ethanal<br>$C_2H_4O$ | Acetaldehyd | 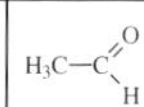 | 44,06 | 0,788 (13 °C) | –123 | 20,2 |

| Name der Verbindung (syst.)<br>Synonyme<br>Summenformel | Trivialname(n)<br>lat. Namen | Strukturformel | relative Molekülmasse | Dichte<br>[$g \cdot ml^{-1}$]<br>(20 °C) | Schmelzpunkt<br>[°C] | Siedepunkt<br>[°C] |
|---|---|---|---|---|---|---|
| Ethandisäure<br>(*Salze:* Oxalate)<br>$C_2H_2O_4$ | Oxalsäure<br>Kleesäure<br>Acidum oxalicum | 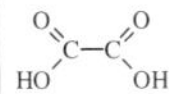 | 90,04 | 1,90 (25 °C) | 189,5 (α-Form)<br>182 (β-Form) | sublimiert |
| Ethanol<br>$C_2H_6O$ | Ethylalkohol<br>Alkohol<br>Weingeist | $H_3C-CH_2-OH$ | 46,08 | 0,789 | −114 | 78,4 |
| Ethansäure (*Salze:* Acetate)<br>$C_2H_4O_2$ | Essigsäure<br>Acidum aceticum | 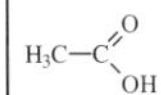 | 60,06 | 1,05 | 16,6 | 118,1 |
| Ethen<br>$C_2H_4$ | Ethylen | $H_2C=CH_2$ | 28,06 | 1,260 $g \cdot l^{-1}$ | −170 | −104 |
| Ethin<br>$C_2H_2$ | Acetylen | $HC\equiv CH$ | 26,04 | 1,17 $g \cdot l^{-1}$ | −81,8 (119 kPa) | sublimiert<br>bei −83,8 |
| Glucose<br>$C_6H_{12}O_6$ | Traubenzucker | 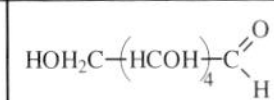<br>Kettenform | 180,18 | 1,54 (25 °C) | 146 | zersetzlich<br>ab 200 |
| Hydroxybenzol<br>(*Salze:* Phenolate)<br>$C_6H_6O$ | Phenol<br>Carbolsäure | 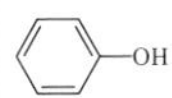 | 94,12 | 1,05 (45 °C) | 41 | 181 |
| Kaliumhydrogentartrat<br>$C_4H_5O_6K$ | Weinstein<br>Kalii hydrogenotartras | 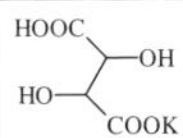 | 188,19 | 1,25 | 250 | zersetzlich<br>ab 250 |

| Name der Verbindung (syst.)<br>Synonyme<br>Summenformel | Trivialname(n)<br>lat. Namen | Strukturformel | relative Molekül-masse | Dichte<br>[g · ml$^{-1}$]<br>(20 °C) | Schmelzpunkt<br>[°C] | Siedepunkt<br>[°C] |
|---|---|---|---|---|---|---|
| Kaliumnatriumtartrat-Tetrahydrat<br>$C_4H_4O_6KNa \cdot 4\ H_2O$ | Seignette-Salz<br>Rochelle-Salz<br>Kalii natrii tartras tetrahydricus | 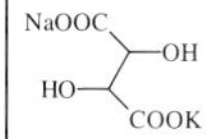<br>+ 4 $H_2O$ | 282,25 | 1,79 | 70–80 | zersetzlich ab 220 |
| Kohlensäurediamid<br>$CH_4ON_2$ | Harnstoff | 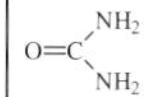 | 60,07 | 1,34 | 133 | zersetzlich |
| Methan<br>$CH_4$ | | 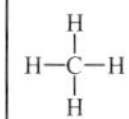 | 16,05 | 0,72 g · l$^{-1}$ | –184 | –164 |
| Methanal<br>$CH_2O$ | Formaldehyd | 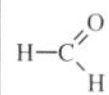 | 30,03 | 0,82 (–20 °C) | -92 | -21 |
| Methanol<br>$CH_4O$ | Methylalkohol | $H_3C—OH$ | 32,05 | 0,792 | -98 | 65 |
| Methansäure<br>(*Salze:* Formiate)<br>$CH_2O_2$ | Ameisensäure<br>Acidum formicicum | 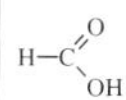 | 46,02 | 1,23 | 8 | 101 |
| Methylbenzol, Phenylmethan<br>$C_7H_8$ | Toluol | 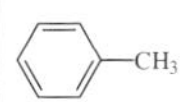 | 92,15 | 0,87 (15 °C) | -95 | 111 |
| Monochlorethan, Ethylchlorid<br>$C_2H_5Cl$ | | $H_3C—CH_2Cl$ | 64,52 | 0,92 (6 °C) | –138,7 | 13 |

| Name der Verbindung (syst.)<br>Synonyme<br>Summenformel | Trivialname(n)<br>lat. Namen | Strukturformel | relative Molekülmasse | Dichte<br>[$g \cdot ml^{-1}$]<br>(20 °C) | Schmelzpunkt<br>[°C] | Siedepunkt<br>[°C] |
|---|---|---|---|---|---|---|
| Nitrobenzol<br>$C_6H_5O_2N$ | | 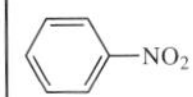 | 123,12 | 1,20 | 6 | 210,9 |
| Octadecansäure (*Salze:* Stearate)<br>$C_{18}H_{36}O_2$ | Stearinsäure<br>Acidum stearinicum | 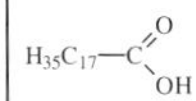 | 284,54 | 0,84 (80 °C) | 69 | 291<br>(13,3 kPa) |
| Z-Octadec-9-ensäure<br>(*Salze:* Oleate)<br>$C_{18}H_{34}O_2$ | Ölsäure<br>Acidum oleinicum | 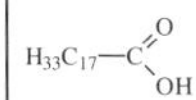 | 282,52 | 0,89 (25 °C) | 14 | 205<br>(0,67 kPa) |
| Propan<br>$C_3H_8$ | | 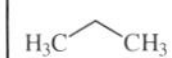 | 44,11 | 2,019 $g \cdot l^{-1}$ | –190 | –42 |
| Propan-1-ol<br>$C_3H_8O$ | Propylalkohol | 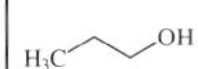 | 60,11 | 0,80 | –126 | 97 |
| Propan-2-ol<br>$C_3H_8O$ | Isopropylalkohol | 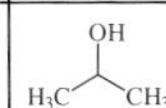 | 60,11 | 0,79 | –89,5 | 82,3 |
| Propanon, Dimethylketon<br>$C_3H_6O$ | Aceton | 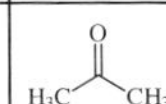 | 58,09 | 0,79 | –95 | 56 |
| Tetrachlormethan<br>$CCl_4$ | Tetrachlorkohlenstoff<br>Tetra | 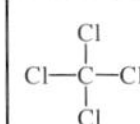 | 153,81 | 1,60 | –23 | sublimiert bei 77 |
| Trichlormethan<br>$CHCl_3$ | Chloroform | 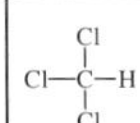 | 119,37 | 1,50 (15 °C) | –63,5 | 61,7 |

## 7.3 Gerüste mit funktionellen Gruppen (Grimm 2008)

| Substanzgruppe | Charakteristische Gruppe | Bezeichnung der funktionellen Gruppe | Präfix | Suffix |
|---|---|---|---|---|
| Carbonsäure | 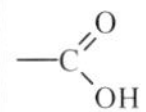 | Carboxylgruppe | Carboxy- | -säure<br>-carbonsäure |
| Carbonsäureester | 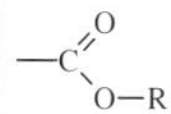 | Alkoxycarbonylgruppe | ...oxycarbonyl- | -yl ... at<br>-säure ... ylester |
| Carbonsäureamid | 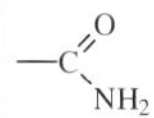<br>(H's können auch durch R ersetzt sein) | Amincarbonylgruppe | ...amido- | -säureamid |
| Sulfonsäure | 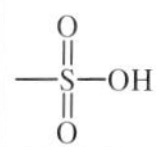 | Sulfonatogruppe | Sulfo- | -sulfonsäure |
| Aldehyd | 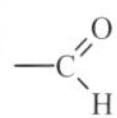 | Carbonylgruppe | Formyl- | -al<br>(-aldehyd)<br>(-carbaldehyd) |
| Keton | 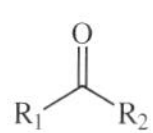 | Carbonylgruppe | Oxo-<br>Keto- | -on<br>-keton |
| Alkohol, Phenol | —OH | Hydroxylgruppe | Hydroxy- | -ol |

| Substanzgruppe | Charakteristische Gruppe | Bezeichnung der funktionellen Gruppe | Präfix | Suffix |
|---|---|---|---|---|
| Thiol<br>Thioalkohol<br>Mercaptan | —SH | Mercaptogruppe | Mercapto- | -thiol<br>-mercaptan |
| Amin | $—NH_2$ | Aminogruppe | Amino- | -amin |
| Nitroverbindung | $—NO_2$ | Nitrogruppe | Nitro- | |
| Alkyl- bzw. Arylhalogenide | -F, -Cl, -Br, -I | Halogenname | Fluor-, Chlor-, Brom-, Iod- | -fluorid, -chlorid, -bromid, -iodid |
| Ether | $R_1{-}O{-}R_2$ | Alkoxygruppe | ...oxy- | -ylether |

## 7.4 Die 20 Aminosäuren des genetischen Codes

Die Säuren sind im Folgenden von 1 bis 20 aufgelistet. In Klammern werden hinter dem Namen das Dreibuchstaben- und Einbuchstabenkürzel sowie der systematische Name und die pK-Werte der Carboxyl- und Aminogruppen angegeben.

| Lfd. Nr. | Bezeichnung | Strukturformel | pK-Werte |
|---|---|---|---|
| 1 | Glycin (Gly, G, Amino-essigsäure), Glycocoll | $H_2N-CH_2-COOH$ | $pK_1$ = 2,35<br>$pK_2$ = 9,78 |
| 2 | L(+)-Alanin (Ala, A, α-Amino-propionsäure) | 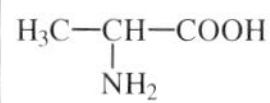 | $pK_1$ = 2,35<br>$pK_2$ = 9,87 |
| 3 | L(+)-Valin (Val, V, α-Amino-isovaleriansäure) | 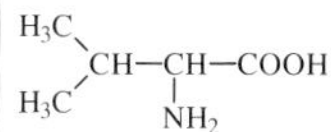 | $pK_1$ = 2,29<br>$pK_2$ = 9,72 |
| 4 | L(−)-Leucin (Leu, L, α-Amino-isocapronsäure, 2-Amino-4-methyl-pentansäure) | 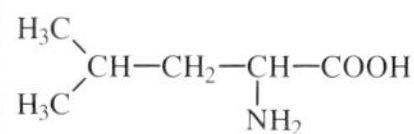 | $pK_1$ = 2,33<br>$pK_2$ = 9,74 |
| 5 | L(+)-Isoleucin (Ile, I, α-Amino-β-methyl-pentansäure) | 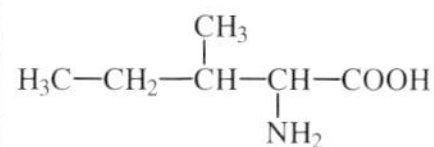 | $pK_1$ = 2,32<br>$pK_2$ = 9,76 |
| 6 | L(−)-Serin (Ser, S, α-Amino-β-hydroxy- propionsäure, β-Hydroxy-alanin) | 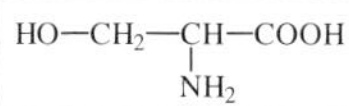 | $pK_1$ = 2,19<br>$pK_2$ = 9,44 |
| 7 | L(−)-Threonin (Thr, T, α-Amino-β-hydroxy-buttersäure) | 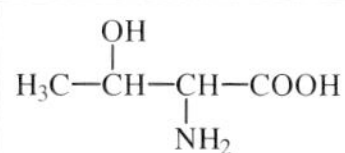 | $pK_1$ = 2,09<br>$pK_2$ = 9,10 |

| Lfd. Nr. | Bezeichnung | Strukturformel | pK-Werte |
|---|---|---|---|
| 8 | L(+)-Cystein (Cys, C, α-Amino-β- mercapto-propionsäure, Thioserin) | $HS-CH_2-CH(NH_2)-COOH$ | $pK_1 = 1{,}86$<br>$pK_2 = 10{,}34$ |
| 9 | L(–)-Methionin (Met, M, α-Amino-γ- methyl-mercapto-buttersäure) | $H_3C-S-CH_2-CH_2-CH(NH_2)-COOH$ | $pK_1 = 2{,}17$<br>$pK_2 = 9{,}27$ |
| 10 | L(+)-Arginin (Arg, R, 2-Amino-5- guanidino-valeriansäure) | $H_2N-C(=NH)-NH-(CH_2)_3-CH(NH_2)-COOH$ | $pK_1 = 1{,}82$<br>$pK_2 = 8{,}99$<br>$pK_3 = 13{,}20$ |
| 11 | L(+)-Lysin (Lys, K, 2,6-Diamino-capronsäure, 2,6-Diamino-hexansäure) | $H_2N-(CH_2)_4-CH(NH_2)-COOH$ | $pK_1 = 2{,}16$<br>$pK_2 = 9{,}20$<br>$pK_3 = 10{,}80$ |
| 12 | L(+)-Asparaginsäure (Asp, D, Amino-bernsteinsäure) | $HOOC-CH_2-CH(NH_2)-COOH$ | $pK_1 = 1{,}99$<br>$pK_2 = 3{,}90$<br>$pK_3 = 10{,}00$ |
| 13 | L(–)-Asparagin (Asn, N, Amino-bernsteinsäure-monoamid) | $H_2N-C(=O)-CH_2-CH(NH_2)-COOH$ | $pK_1 = 2{,}02$<br>$pK_2 = 8{,}80$ |
| 14 | L(+)-Glutaminsäure (Glu, E, α-Amino-glutarsäure) | $HOOC-(CH_2)_2-CH(NH_2)-COOH$ | $pK_1 = 2{,}13$<br>$pK_2 = 4{,}32$<br>$pK_3 = 9{,}95$ |
| 15 | L-Glutamin (Gln, Q, α-Amino-glutarsäure-monoamid) | $H_2N-C(=O)-(CH_2)_2-CH(NH_2)-COOH$ | $pK_1 = 2{,}17$<br>$pK_2 = 9{,}13$ |

| Lfd. Nr. | Bezeichnung | Strukturformel | pK-Werte |
|---|---|---|---|
| 16 | L-Phenylalanin (Phe, F, α-Amino-β-phenyl-propionsäure) | 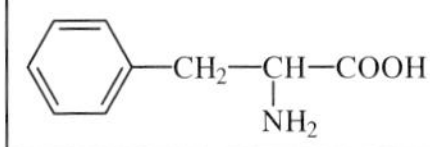 | $pK_1$ = 2,58<br>$pK_2$ = 9,24 |
| 17 | L(–)-Tyrosin (Tyr, Y, 2-Amino-3-(4-hydroxy-phenyl)-propansäure) | 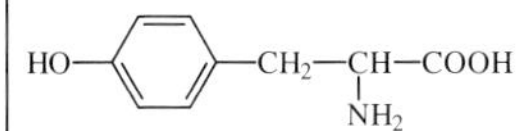 | $pK_1$ = 2,20<br>$pK_2$ = 10,07 |
| 18 | L(–)-Prolin (Pro, P, Pyrrolidin-2-carbonsäure, Tetrahydropyrrol-2-carbonsäure) | 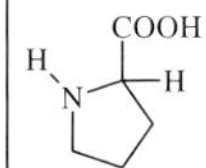 | $pK_1$ = 1,95<br>$pK_2$ = 10,64 |
| 19 | L(–)-Tryptophan (Trp, W, β-(3-Indolyl)-alanin) | 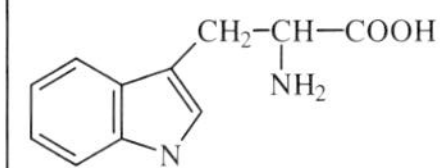 | $pK_1$ = 2,43<br>$pK_2$ = 9,44 |
| 20 | L(–)-Histidin (His, H, β-(4-Imidazoloyl)-alanin) | 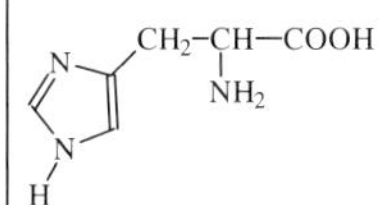 | $pK_1$ = 1,81<br>$pK_2$ = 6,05<br>$pK_3$ = 9,15 |

## 7.5 Die wichtigsten Vitamine

| | | |
|---|---|---|
| fettlösliche Vitamine | | |
| 1 | Vitamin A (Ph. Eur.: Retinol)<br>Präparate: A-Mulsin®, A-Vicotrat® | 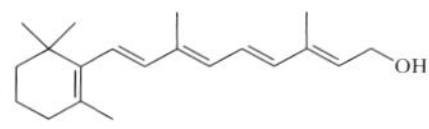 |
| 2 | Vitamine D<br>Vitamin $D_2$ (Ph. Eur.: Ergocalciferol) | 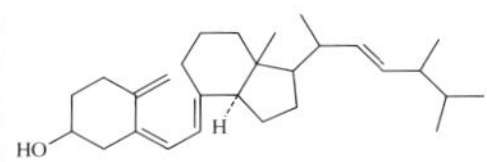 |
| 3 | Vitamin $D_3$ (Ph. Eur.: Colecalciferol)<br>Präparat: Vigantol® | 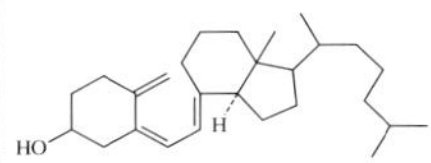 |
| 4 | Vitamin E (Ph. Eur.: $\alpha$-Tocopherol)<br>Präparate: Optovit® , Evion® | 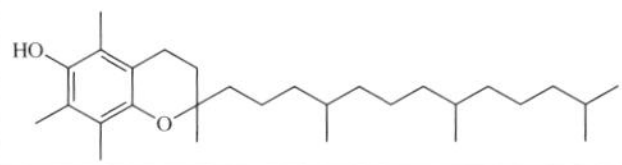 |
| 5 | Vitamine K<br>Vitamin $K_1$: Phytomemadion (Ph. Eur.)<br>Vitamin $K_3$: Menadion (Ph. Eur.)<br>Präparat: Konakion® | 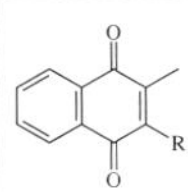 |
| wasserlösliche Vitamine | | |
| 1 | Vitamine B<br>Vitamin $B_1$ (Ph. Eur.: Thiaminchlorid-hydrochlorid, Aneurinhydrochlorid)<br>Präparat: Betabion® | 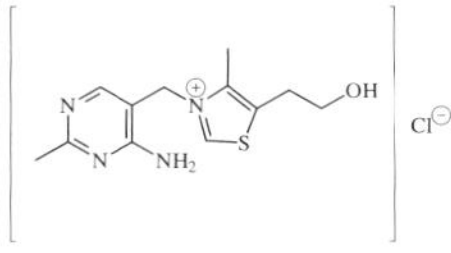 |
| 2 | Vitamin $B_2$<br>(Ph. Eur.: Riboflavin, Lactoflavin)<br>Präparat: nur in Kombinations-präparaten (z.B. BVK Roche®) | 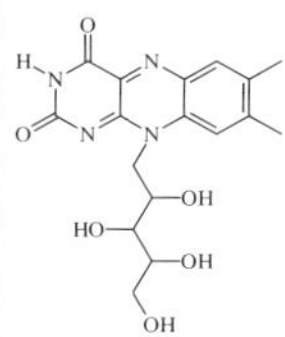 |

| | | |
|---|---|---|
| 3 | Vitamin $B_6$ (Ph. Eur.: Pyridoxin-hydrochlorid)<br>Präparat: Hexobion® | 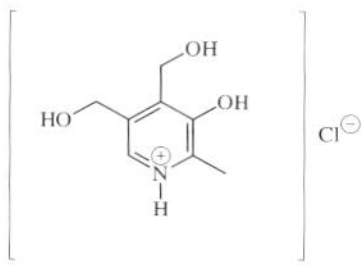 |
| 4 | Vitamin $B_{12}$ (Ph. Eur.: Cyanocobalamin)<br>Präparat: Cytobion® | Vitamin $B_{12}$ umfasst eine Gruppe wasserlöslicher Vitamine mit dem Grundkörper Corrin (Tetrapyrrol mit Co als Zentralatom). Dieser Körper ähnelt den Porphyrin-Grundkörpern z. B: im Chlorophyll und im roten Blutfarbstoff. Die Struktur findet sich in der Ph. Eur. |
| 5 | Vitamin C (Ph. Eur.: Ascorbinsäure)<br>Präparat: Cebion® | 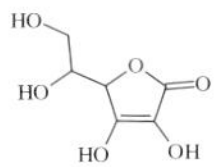 |
| 6 | Vitamin H (Ph. Eur.: Biotin)<br>Präparate: Priorin®, Biotin®, BIO-H-TIN® | 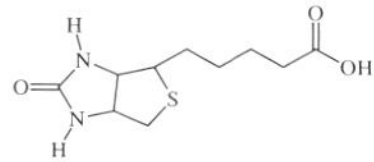 |
| | wasserlösliche Vitamine (B-Faktoren) | |
| 7 | Nicotinsäure, Nicotinamid (Ph. Eur.)<br>Präparat: Nicobion® | 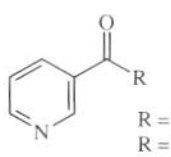<br>R = OH für Nicotinsäure<br>R = $NH_2$ für Nicotinamid |
| 8 | Folsäure (Ph. Eur.)<br>Präparat: Folsan® | 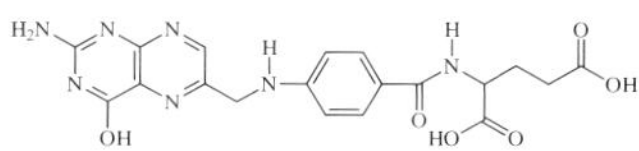 |
| 9 | Pantothensäure (Ph. Eur.)<br>Präparat: Bepanthen® | 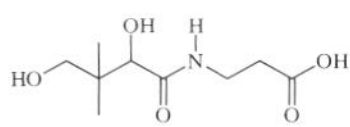 |

## 7.6 Die wichtigsten Zucker

Die wichtigsten Zucker sind die 16 Stereoisomere der Aldohexose und die Fructose als ein Vertreter der Ketohexose. Im Folgenden sind die offenkettigen Aldehydformen (bzw. Ketoform bei der Fructose) dargestellt. Man beachte, dass bei der Ausbildung der Pyranose ein weiteres Enantiomerenpaar (α- und β-Anomeres) entsteht.

- **Ketohexosen:** Fructose

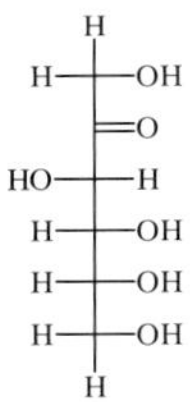

- **Aldohexosen**

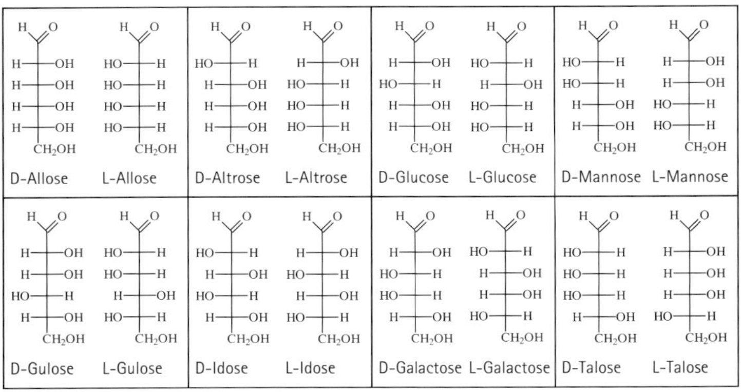

# 8 Chemische Bezeichnung/Nomenklatur

## 8.1 IUPAC – Traditionelles Latein

Allgemein, auch in den Wissenschaften in Gebrauch, ist neben traditionellen Bezeichnungen und Trivialnamen die Nomenklatur der IUPAC (International Union of Pure and Applied Chemistry). Neben der Benennung gibt es auch eine Formelschreibweise, wobei sich die Formeln der Verbindungen aus den Symbolen der Elemente zusammensetzen.

z. B. Kupfer(II)-sulfat-pentahydrat (auch Kupfer(II)-sulfat-5-Wasser)
$CuSO_4 \cdot 5\ H_2O$
Natriumcarbonat $Na_2CO_3$
Kupfer(I)-oxid $Cu_2O$
Essigsäureethylester (auch Ethylacetat) $CH_3COOC_2H_5$

Benzol-1,2-dicarbonsäure (auch Phthalsäure) $C_8H_6O_4$

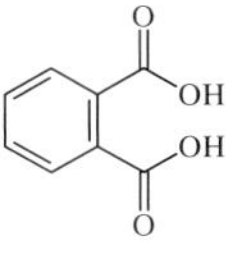


Phenyl-Radikal $C_6H_5^*$

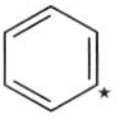

Kohlensäurediamid (Harnstoff) $CO(NH_2)_2$

**Hinweis**: Im Apothekenwesen werden traditionell lateinische Bezeichnungen verwendet, die von der heutigen chemischen Nomenklatur abweichen, obwohl auch letztere sich auf lateinisches und griechisches Wortgut stützt.

### Säuren

Bildung aus dem Substantiv Acidum (Säure) und dem entsprechenden Adjektiv, das die Art der Säure kennzeichnet (Schulz 2004).

- sauerstoffarme Säuren (niedere Oxidationsstufe)
  im Säureadjektiv: Endung „-osus" an den Wortstamm des Elements anfügen, also
  Bsp. sulfur-osus schwefligsauer, daraus wird
  ⇒ Acidum sulfurosum schweflige Säure $H_2SO_3$ (S: +4)

- sauerstoffreiche Säuren (höhere Oxidationsstufe) und organische Säuren im Säureadjektiv: Endung „-icus" an den Wortstamm des Elements anfügen

  | | | |
  |---|---|---|
  | Bsp. sulfur-icus | schwefelsauer | |
  | ⇒ Acidum sulfuricum | Schwefelsäure $H_2SO_4$ | (S: +6) |
  | ⇒ Acidum aceticum | Essigsäure (systematisch: Ethansäure) $CH_3COOH$ | |

- Wasserstoffsäuren
  Säureadjektiv hydro-(Element)-icus

  | | |
  |---|---|
  | hydro-chlor-icus | chlorwasserstoffsauer (salzsauer) |
  | ⇒ Acidum hydrochloricum | Chlorwasserstoffsäure (Salzsäure) HCl |

weitere Vorsilben, die das Säureadjektiv näher kennzeichnen:

| | |
|---|---|
| amino- | Aminogruppe $-NH_2$ in der Säure |
| di-, tri- usw. | zwei-, dreimal (usw.) vorhandene Gruppen oder Elemente in der Säure |
| hypo- | sehr sauerstoffarme Säuren |
| per- | Säuren mit einem erhöhten Sauerstoffanteil |
| monohydricus, dihydricus usw. | ein, zwei usw. Wassermolekül(e) in der Verbindung |
| sesquihydricus | anderthalb Molekülanteile Wasser in der Verbindung |

### Salze

Für die Salze gibt es zwei lateinische Nomenklaturen. Die „alte lateinische Bezeichnung", nach deutscher Tradition, stellt das Anion (Säurerest) als Adjektiv dem Kation (Substantiv) zur Seite. Die „neue lateinische Bezeichnung", nach romanischer Tradition (Europäisches Arzneibuch), bildet die Salznamen rein substantivisch.

In der folgenden Tabelle sind einige Beispiele genannt. Man beachte die unterschiedlichen Wortformen und Endungen, mit denen Salze, die Kationen und Säurerestionen mit einem Element unterschiedlicher Oxidationsstufen enthalten. Zum Vergleich sind die Namen der IUPAC-Nomenklatur und ggf. die betreffende Oxidationsstufe angegeben.

| Neue lateinische Bezeichnung | Alte lateinische Bezeichnung | IUPAC-Name |
|---|---|---|
| Natrii sulfis | Natrium sulfurosum | Natriumsulfit (S: +4) |
| Natrii sulfas | Natrium sulfuricum | Natriumsulfat (S: +6) |
| Ferrosi sulfas | Ferrosum sulfuricum | Eisen(II)-sulfat (Fe: +2) |
| Ferri sulfas | Ferrum sulfuricum | Eisen(III)-sulfat (Fe: +3) |
| Kalii chloridum | Kalium chloratum | Kaliumchlorid (Cl: −1) |
| Kalii hypochloris | Kalium hypochlorosum | Kaliumhypochlorit (Cl: +1) |
| Kalii chloris | Kalium chlorosum | Kaliumchlorit (Cl: +3) |
| Kalii chloras | Kalium chloricum | Kaliumchlorat (Cl: +5) |
| Kalii perchloras | Kalium perchloricum | Kaliumperchlorat (Cl: +7) |
| Natrii hydrogenocarbonas | Natrium hydrogencarbonicum<br>Natrium bicarbonicum | Natriumhydrogencarbonat |
| Zinci sulfas heptahydricus | Zincum sulfuricum heptahydicum | Zinksulfat-Heptahydrat<br>Zinksulfat-7-Wasser |

**Cave: Kalium chloratum ist nicht Kaliumchlorat!** Kaliumchlorat ist ein kräftiges Oxidationsmittel und reagiert ggf. explosionsartig mit organischen Stoffen. Es darf nicht mit Kaliumchlorid verwechselt werden!

Im Folgenden sind einige wichtige lateinische Sammelbegriffe aufgeführt. Sie folgen den „neuen lateinischen Bezeichnungen".

| Nominativ Singular | Genitiv Singular<br>Nominativ Plural | Deutsch |
|---|---|---|
| Adeps | Adipis<br>Adipes | Fett (Wachs, Schmalz) |
| Amylum | Amyli<br>Amyla | Stärke |
| Cera | Cerae<br>Cerae | Wachs |

| Nominativ Singular | Genitiv Singular<br>Nominativ Plural | Deutsch |
|---|---|---|
| Flos | Floris<br>Flores | Blüte |
| Folium | Folii<br>Folia | Blatt |
| Fructus | Fructus<br>Fructus | Frucht |
| Herba | Herbae<br>Herbae | Kraut |
| Oleum | Olei<br>Olea | (fettes) Öl, Tran |
| Radix | Radicis<br>Radices | Wurzel |
| Semen | Seminis<br>Semina | Samen |
| Sirupus | Sirupi<br>Sirupi | Sirup |
| Species | Speciei<br>Species | *Sing.:* Art, Gattung<br>*Pl.:* Teemischung (Apotheke) |

# Spezieller Teil Pharmazeutische Praxis

## 9 Wichtige Formeln und Gleichungen

### 9.1 Rezeptkürzel und lateinische Abkürzungen

| Lateinisches Kürzel | Lateinisch ausgeschrieben | Deutsch |
|---|---|---|
| $\overline{aa}$, ana | ana partes aequales | zu gleichen Teilen |
| ad | | ergänze auf |
| add. | adde | füge hinzu |
| ad man. med. | ad manus medici | zu Händen des Arztes |
| ad us. ext. | ad usum externum | zum äußeren Gebrauch |
| ad us. intern. | ad usum internum | zum inneren Gebrauch |
| ad us. propr. | ad usum proprium | zum eigenen Gebrauch |
| ad vitr. pip. | ad vitrum pipettatum | in ein Glas mit Pipette geben |
| anhydr. | anhydricus | wasserfrei |
| aqu. purif. | aqua purificata | gereinigtes Wasser (destilliert oder demineralisiert) |
| aqu. ad inj. | aqua ad injectabilia | Wasser für Injektionszwecke |
| aut simil. | aut simile, similia | oder ähnliches |
| cave | | vermeide, Vorsicht! |
| cp., comp. | compositus | zusammengesetzt |
| crd., crud. | crudus | roh |
| ctr. | contra | gegen |
| dec., decoct. | decoctum | Abkochung |

| Lateinisches Kürzel | Lateinisch ausgeschrieben | Deutsch |
|---|---|---|
| dil., dilut. | dilutus, dilutio | verdünnt, Verdünnung |
| div. i. part. aeq. | divide in partes aequales | teile in gleiche Teile |
| d. s. | da signa | gib und bezeichne |
| d. tal. dos. | da tales doses | gib gleiche (solche) Teile |
| d. t. d. | dentur tales doses | solche Mengen sollen gegeben werden |
| emul. | emulsio, emulsiones | Emulsion |
| f. | fiat | mache! |
| f. l. a. | fiat lege artes | es werde nach den Regeln der Kunst gemacht |
| fluid. | fluidus | flüssig |
| ft. | fiat | es werde gemacht!; mache! |
| gtt. | gutta, guttae | Tropfen |
| inf. | infusum | Aufguss |
| inj. | injectio | Einspritzung |
| i. v. | intravenös | in die Vene |
| l. a. | lege artis | kunstgerecht |
| lin. | linimentum, linimenta | Einreibung |
| liqu. | liquidus, liquor | flüssig, Flüssigkeit |
| lot. | lotio, lotiones | Schüttelmixtur |
| m. d. s. (M. D. S.) | misce, da, signa | mische, gib, bezeichne |
| m. f. | misce ut fiat | mische damit entstehe |
| nat. | naturalis, naturale | natürlich |
| N. N. | non nominatus, nomen nescio oder nomen nominandum | ungenannt (z. B. Name des Kranken) |
| Nr. | numerus | Anzahl |
| ol. | oleum | Öl |

| Lateinisches Kürzel | Lateinisch ausgeschrieben | Deutsch |
|---|---|---|
| p. a. | pro analysi | für die Analyse (d. h. chemisch besonders rein) |
| pH | pondus hydrogenii; potentio hydrogenii | negativer dekadischer Logarithmus der Wasserstoffionenkonzentration |
| Ph. Eur. | Pharmacopoea Europaea | Europäisches Arzneibuch |
| p. o. | per os | durch den Mund, oral |
| pulv. | pulvis, pulveratus | Pulver, gepulvert |
| q. s. | quantum satis | genügend viel |
| rp. (Rp.) | recipe | nimm |
| S. | signa | bezeichne, kennzeichne |
| s. | sine bzw. sive (seu) | ohne bzw. oder |
| sicc. | siccatus | getrocknet |
| sol. | solutus, solutio | gelöst, Lösung |
| supp. | suppositorium, suppositoria | Zäpfchen |
| susp. | suspensio, suspensiones | Suspension |
| tinct., tct. | tinctura | Tinktur |
| trit. | trituratio | Verreibung |
| ugt., ungt. | unguentum | Salbe |
| vitr. pip. (v. pip.) | vitrum pipettatum | Pipettenglas |

Die voranstehenden kurzen Erläuterungen sind Gedankenstützen. Man informiere sich immer in der entsprechenden Literatur (Wortbildung, Genera und Deklinationen der Substantive und Adjektive usw.), um Bezeichnungen richtig bilden und verstehen zu können!

## 9.2 Einnehmmaße

| Maß | entspricht ca. |
|---|---|
| 1 Kaffee-, Teelöffel | 5 ml |
| 1 Kinder-, Dessertlöffel | 10 ml |
| 1 Esslöffel | 15 ml |
| 1 Messerspitze | 0,5 – 1 g |
| 1 Wasserglas | 150 ml |
| 20 Tropfen Wasser bzw. wässrige Lösung | 1 g |
| 40 Tropfen ätherisches Öl | 1 g |
| 55 Tropfen Tinktur | 1 g |
| (keine wissenschaftlich genauen Angaben!) | |

## 9.3 Dosierungen

Bei Dosierungsberechnungen ist grundlegend folgendes zu beachten bzw. klären:

- Ist die Dosierung absolut oder auf das Körpergewicht bezogen?
- Handelt es sich bei den Angaben um Einzeldosierungen oder Tagesdosen?
- Was ist die Einheit und Gehaltsangabe der Dosierung?

Bei ungleichen Dimensionen ist umzurechnen. Gehalte können auf unterschiedliche Mengen bezogen sein.

Maximaldosis, maximale Abgabemenge: amtlich festgesetzte Höchstabgabemenge eines Arzneimittels; kann aber vom Arzt ggf. überschritten werden (entsprechende Angaben auf dem Rezeptformular beachten!)

Höchstdosen für Kinder: nicht festgelegt, da schwer einschätzbar

Es gibt pädiatrische Dosistabellen, woraus Dosierungen für die wichtigsten Arzneistoffe entnommen werden können. Die Dosierung entscheidet letztendlich der Arzt.

Unter bestimmten Voraussetzungen kann die folgende Formel herangezogen werden:

- ab dem ersten Lebensjahr $(4 \cdot \text{Alter} + 20)\,\%$ der Erwachsenendosis

## 9.4 Isotonieberechnungen

Bezugspunkt ist physiologische Kochsalzlösung; sie ist 0,9 %ig (*m/V*), d. h. sie hat eine Konzentration von $9 \text{ g} \cdot \text{l}^{-1}$. Um andere Lösungen auf den osmotischen Wert der Kochsalzlösung umzurechnen, wurde das Natriumchlorid-Äquivalent (E-Werte, tabelliert in den Arzneibüchern und Nachschlagewerken – auch im Formelfuchs, siehe weiter unten) eingeführt.

Berechnungen (zusammenfassende Darstellung!):

- Methode 1

  Ansatz: 0,9 g NaCl ≙ 100 ml Lösung
  x g NaCl ≙ Volumen an herzustellender Lösung

  Die Menge x gibt an, wie viel Gramm NaCl für das Volumen an herzustellender Lösung eingewogen werden müssten, um eine isotonische Lösung zu erhalten (Gesamtmenge NaCl).

  Ansatz: 1 g A ≙ Menge NaCl aus dem E-Wert
  Menge A lt. Vorschrift ≙ NaCl-Äquivalentmenge
  A = Arzneistoff

  So wird mit jedem Arzneimittelbestandteil einer Rezeptur verfahren. Anschließend Subtraktion der NaCl-Äquivalentmenge(n) von der Gesamtmenge NaCl.

  Wenn ein von NaCl abweichendes Isotonisierungsmittel vorgeschrieben ist, dann muss noch die Menge dieses Stoffes, die der vorher berechneten Menge NaCl entspricht, bestimmt werden.
  Ansatz: 1 g Hilfsstoff ≙ Menge NaCl aus dem E-Wert
  Menge Hilfsstoff ≙ berechneter NaCl-Menge

- Methode 2

  $$v = A \cdot E \cdot 111{,}1 \text{ ml} \cdot \text{g}^{-1}$$

  A = Arzneistoffmenge in g (lt. Vorschrift)
  E = E-Wert des Arzneistoffs

  Das so berechnete Volumen ist die isotonische Lösung des (der) Arzneistoff(e)s
  Wenn mehr als ein Arzneistoff in der Rezeptur zu bestimmen ist, wird jeder einzeln berechnet und die Volumina anschließend addiert.
  Zum vorgeschriebenen Volumen wird nun mit der isotonischen Lösung des Hilfsstoffes aufgefüllt.

- Gefrierpunkterniedrigung

$$\% \, \text{Hilfsstoff}\,(m/V) = \frac{0{,}52\text{K} - (n_1 \cdot \Delta T_A + n_2 \cdot \Delta T_B + \cdots)}{\Delta T_H}$$

$\Delta T_A$ = Gefrierpunkterniedrigung des (der) Arzneistoff(e)s
$\Delta T_H$ = Gefrierpunkterniedrigung des Hilfsstoffes
n = Gehalt des (der) Arzneistoff(e)s in % $(m/V)$

Die Werte der Gefrierpunkterniedrigungen sind tabelliert und können nach folgender Faustregel berechnet werden:

$$\Delta T_{\text{Stoff}} = \frac{16{,}95\text{K} \cdot z}{M_r}$$

z = Teilchen nach Dissoziation
$M_r$ = relative Molekülmasse

Arznei- und Hilfsstoffe mit geringer Konzentration [kleiner als 0,1 % $(m/V)$] brauchen bei der Berechnung nicht berücksichtigt werden, weil deren Beitrag zur Tonizität der Lösung vernachlässigbar ist.

Natriumchlorid-Äquivalente und Gefrierpunkterniedrigungen einiger wichtiger Arznei- und Hilfsstoffe

| 1 g Substanz | entsprechende Menge NaCl [g] | Gefrierpunkterniedrigung $\Delta T$ [K] |
|---|---|---|
| Adrenalinum bitartaricum (syn. Epinephrinum bitartaricum) | 0,18 | 0,11 |
| Antazolinium chloratum (Anistin®) | 0,19 | 0,11 |
| Argentum diacetyltannino-albuminatum (Targesin®) | 0,18 | 0,10 |
| Argentum proteinicum (Protargol®) | 0,05 | 0,04 |
| Ascorbinsäure | 0,18 | 0,10 |
| Atropinsulfat | 0,13 | 0,07 |
| Bacitracinum | 0,05 | 0,03 |
| Benzalkoniumchlorid (Zephirol®) | 0,16 | |
| Benzylpenicillinum natricum (Penicillin G) | 0,18 | 0,10 |

| 1 g Substanz | entsprechende Menge NaCl [g] | Gefrierpunkterniedrigung ΔT [K] |
|---|---|---|
| Borax (Decahydrat) | 0,42 | 0,24 |
| Borsäure | 0,50 | 0,28 |
| Calciumchlorid-dihydrat | 0,68 | 0,30 |
| Calciumchlorid-hexahydrat | 0,35 | 0,20 |
| Carbachol | 0,36 | 0,20 |
| Chloramphenicol | 0,10 | 0,05 |
| Chloramphenicolo-natrium succinicum | 0,14 | 0,08 |
| Chlortetracyclinium chloratum (Aureomycin®) | 0,09 | 0,06 |
| Cocainium chloratum | 0,16 | 0,09 |
| Dexamethasono-natrium phosphoricum (Millicorten®) | 0,17 | 0,10 |
| Diphenhydraminium chloratum (Benadryl®) | 0,28 | 0,12 |
| Ephedrinium chloratum | 0,28 | 0,16 |
| Ethylmorphin-hydrochlorid (Ethylmorphinium chloratum) | 0,16 | 0,09 |
| Glucose | 0,16 | 0,10 |
| Homatropinium bromatum | 0,17 | 0,10 |
| Hydrocortisono-natrium succinicum | 0,15 | 0,09 |
| Kaliumchlorid | 0,75 | 0,43 |
| Kaliumiodid | 0,35 | 0,20 |
| Kaliumnitrat | 0,56 | 0,32 |
| Lignocainium chloratum (Xylocain®) | 0,21 | 0,12 |
| Mannitol | 0,17 | |
| Naphazolinium chloratum (Privin®) | 0,24 | 0,14 |
| Naphazolinium nitricum | 0,21 | 0,12 |
| Natriumchlorid | 1,00 | 0,58 |

| 1 g Substanz | entsprechende Menge NaCl [g] | Gefrierpunkt-erniedrigung ΔT [K] |
|---|---|---|
| Natriumdisulfit | 0,61 | 0,27 |
| Natriumhydrogencarbonat | 0,65 | 0,38 |
| Natriumthiosulfat | 0,31 | 0,17 |
| Natriumiodid | 0,38 | 0,22 |
| Natriumnitrat | 0,67 | 0,40 |
| Natriumhydrogenphosphat-dihydrat | 0,41 | 0,24 |
| Neomycinium sulfuricum | 0,11 | 0,06 |
| Neostigminium bromatum (Prostigmin®) | 0,18 | 0,12 |
| Phenylephrinium chloratum (Neosynephrin®) | 0,32 | 0,19 |
| Physostigminium salicylicum (Eserinium salicylicum) | 0,16 | 0,09 |
| Pilocarpinium chloratum/nitricum | 0,22 | 0,14 |
| Prednisolono-natrium sulfuricum (Scherisolon®) | 0,15 | 0,09 |
| Procainium chloratum (Novocain®) | 0,21 | 0,12 |
| Scopolaminium bromatum (Hyoscinium bromatum) | 0,12 | 0,07 |
| Silbernitrat | 0,33 | 0,19 |
| Sulfadicramidum natricum (Irgamid®-Natrium) | 0,21 | 0,12 |
| Sulfafurazolum natricum (Gantrisin®) | 0,20 | |
| Tetracainium chloratum (Pantocain®) | 0,19 | 0,11 |
| Thiomersalum (Mertiolate®) | 0,09 | |
| Tolazolinium chloratum (Priscol®) | 0,29 | 0,19 |
| Zinksulfat-heptahydrat | 0,15 | 0,09 |

**Rechenbeispiel**

Atropinsulfat-Augentropfen 0,5 % (*m/V*) (NRF 15.2.)

| | | |
|---|---|---|
| Atropinsulfat-Augentropfen 0,5 % (*m/V*) | | |
| Atropinsulfat-Monohydrat | | 0,050 g |
| Borsäure | | ? |
| Thiomersal | | 0,0002 g |
| Wasser für Injektionszwecke | auf | 10,0 ml |

Bei dieser Rezeptur kann der Konservierungsstoff Thiomersal aufgrund seiner kleinen Konzentration von 0,002 % (*m/V*) zur Isotonieberechnung vernachlässigt werden. Man kann den vernachlässigbaren Beitrag dieses Stoffes zur Tonizität der Lösung anhand einer Rechnung selbst überprüfen.

- Methode 1: 0,9 g NaCl ≙ 100 ml Lösung
  x g NaCl ≙ 10 ml Lösung  x = 0,09 g NaCl

  1 g Atropinsulfat-Monohydrat ≙ 0,13 g NaCl
  0,050 g Atropinsulfat-Monohydrat ≙ x g NaCl  x = 0,0065 g NaCl

  Bestimmung des übrig bleibenden NaCl: 0,09 g – 0,0065 g = 0,0835 g
  Wenn die Lösung mit Natriumchlorid zu isotonisieren wäre, dann müsste man 0,0835 g des Salzes zusetzen. Die Vorschrift verlangt aber Borsäure als Isotonisierungsmittel. Deshalb ist noch die Masse an Borsäure zu ermitteln, die 0,0835 g Natriumchlorid entspricht.
  1,0 g Borsäure ≙ 0,50 g NaCl
  x g Borsäure ≙ 0,0835 g NaCl  x = 0,167 g Borsäure

- Methode 2: v = 0,050 g · 0,13 · 111,1 ml $g^{-1}$ = 0,72 ml
  Die vorgeschriebene Menge Atropinsulfat (0,050 g) muss in Wasser gelöst und die Lösung auf 0,72 ml aufgefüllt werden. Danach gibt man isotonische Borsäurelösung bis auf 10 ml zu.

In der Praxis ist die Methode 2 für diese Atropinsulfat-Augentropfen nicht sinnvoll.

- Gefrierpunkterniedrigung (bevorzugte Methode):

$$\%H_3BO_3(m/V) = \frac{0,52K - 0,5\%(m/V) \cdot 0,07K}{0,28K} = 1,732\%(m/V)$$

In 10 ml Lösung sind also 0,173 g Borsäure enthalten.
Mit Hilfe der Gefrierpunkterniedrigung wurde auch in der NRF-Rezeptur (vgl. NRF 15.2.) die Menge der Borsäure ermittelt

## 9.5 Verdrängungsfaktoren

Wenn ein oder mehrere Arzneistoffe in die Grundmasse (Hartfett oder Kakaobutter) eingebracht werden, dann verdrängen diese einen Teil der Grundmasse (meist weniger als die eigentliche Masse des Arzneistoffs). Die diese Tatsache beschreibenden Verdrängungsfaktoren sind weiter unten tabelliert.

Die Verdrängungsfaktoren sind rechnerisch nicht zu ermitteln, weil sie von der Teilchengröße und anderen Faktoren abhängen und können auch gewisse Abweichungen haben.

Zur Berechnung der nötigen Suppositorienmasse dient die Formel:

$$M = F - (f_1 \cdot S_1) - (f_2 \cdot S_2) - \ldots$$

M = gesuchte Gesamtmasse Suppositorien in g
F = Fassungsvermögen der verwendeten Gießform für reine Suppositorienmasse in g
f = Verdrängungsfaktor des einzuarbeitenden Stoffs
S = Menge dieses Arzneistoffs in g
Indices = Arzneistoff 1, Arzneistoff 2 usw.

Zur Bestimmung des unbekannten Faktors f eines Arzneistoffes formt man entsprechend um:

$$f = \frac{F - M}{S}$$

Der Faktor F setzt sich zusammen aus der Durchschnittsmasse eines Suppositoriums aus reiner Grundlage (E: Kalibrierwert, Eichwert in g) multipliziert mit der Anzahl an anzufertigenden Suppositorien (N):

$$F = N \cdot E$$

Der Eichfaktor $\bar{F}$ bezeichnet den Quotienten aus tatsächlicher (Durchschnitts-)Masse zur theoretischen Masse eines Suppositoriums einer bestimmten Gießform:

$$\bar{F} = \frac{m_{real}}{m_{theoret.}}$$

**Beispiel:**

Wenn ein Suppositorium in einer 2 g – Gießform durchschnittlich 1,95 g wiegt (= Kalibrierwert bzw. Eichwert), dann hat die Gießform einen Eichfaktor von 0,975.

Man vergegenwärtige sich, welcher Wert auf der Gießform angegeben ist.

Bei Verwendung der Verdrängungsfaktoren achte man darauf, welche Grundmasse verwendet wird.

Verdrängungsfaktoren des DAC für einige Arzneistoffe (Hartfett, Adeps solidus)

| | |
|---|---|
| Acetylsalicylsäure | 0,67 |
| Benzocain | 0,83 |
| Bisacodyl | 0,76 |
| Basisches Bismutgallat | 0,37 |
| Codeinphosphat-Hemihydrat | 0,69 |
| Dequaliniumchlorid | 0,80 |
| Dexamethason | 0,71 |
| Diazepam | 0,70 |
| Diclofenac-Natrium | 0,64 |
| Hydrocortison | 0,79 |
| Hydrocortisonacetat | 0,73 |
| Ibuprofen | 0,90 |
| Indometacin | 0,68 |
| Lactose-Monohydrat | 0,62 |
| Lidocainhydrochlorid-Monohydrat | 0,81 |
| Metamizol-Natrium-Monohydrat | 0,70 |
| Metoclopramid | 0,73 |
| Metoclopramidhydrochlorid | 0,74 |
| Paracetamol | 0,72 |
| Prednisolon | 0,70 |
| Prednisolonacetat | 0,75 |
| Prednison | 0,75 |
| Procainhydrochlorid | 0,80 |
| Sulfanilamid | 0,62 |
| Zinkoxid | 0,16 |

Bei der Herstellung der gesamten Zäpfchengießmasse muss beachtet werden, dass beim Ausgießen der Form Verluste (Arzneistoff **und** Grundmasse) auftreten. Man rechnet mit 10 % Verlust bei Rezeptur- und 5 % Verlust bei Defekturansätzen.

Es empfiehlt sich, ein Zäpfchen mehr herzustellen als gebraucht wird.

Etwas zeitaufwändiger ist die Methode nach Münzel, weil hier zweimal gegossen werden muss: Zunächst werden der Arzneistoff bzw. die Arzneistoffe mit etwas Grundmasse verschmolzen, diese Schmelze ausgegossen und danach die Gießform mit reiner geschmolzener Grundmasse aufgefüllt. Nach dem Erkalten wird der gesamte Inhalt der Gießform erneut geschmolzen und ausgegossen.

Die entsprechende(n) Menge(n) des (der) Arzneistoff(e)s für die gewünschte Anzahl Zäpfchen müssen ermittelt werden; die Berechnung der Verdrängungsfaktoren entfällt.

## 9.6 Ethanolgehaltsberechnung – Arzneimittelwarnhinweis-Verordnung (AMWarnVO)

Die AMWarnVO regelt die Bezeichnung von Flüssigkeiten zur oralen Aufnahme, die in ihrer maximalen Einzelgabe mehr als 0,05 g Ethanol enthalten.

### Ethanolgehalte in Arzneimitteln

- „E 1"

(1) Für Mund- und Rachendesinfektionsmittel
(2) Für Arzneimittel zur inneren Anwendung bei **0,05 g bis 0,5 g** Ethanol in der maximalen Einzelgabe nach Dosierungsanleitung

E 1: auf den Behältnissen ist anzugeben:
„Enthält ... vol-% Alkohol"

- „E 2"

Für alle Arzneimittel zur inneren Anwendung bei **0,5 g bis 3,0 g** Ethanol in der maximalen Einzelgabe nach Dosierungsanleitung

E 2: auf den Behältnissen und, wenn notwendig, auf einem Beiblatt ist anzugeben:
„Enthält ... vol-% Alkohol"
*Warnhinweis: Dieses Arzneimittel enthält ... vol-% Alkohol. Bei Beachtung der Dosierungsanleitung werden bei jeder Einnahme (... Messlöffel bzw. ... Tropfen) bis zu ... g Alkohol zugeführt. Ein gesundheitliches Risiko besteht u. a. bei Leberkranken, Alkoholkranken, Epileptikern, Hirngeschädigten, Schwangeren und Kindern. Die Wirkung anderer Arzneimittel kann beeinträchtigt oder verstärkt werden.*

- „E 3"

Für alle Arzneimittel zur inneren Anwendung bei **mehr als 3,0 g** Ethanol in der maximalen Einzelgabe nach Dosierungsanleitung

E 3: auf den Behältnissen und, wenn notwendig, auf einem Beiblatt ist anzugeben:

„Enthält ... vol-% Alkohol"
*Warnhinweis: Dieses Arzneimittel enthält ... vol-% Alkohol. Bei Beachtung der Dosierungsanleitung werden bei jeder Einnahme (... Messlöffel bzw. ... Tropfen) bis zu ... g Alkohol zugeführt. Vorsicht ist geboten. Dieses Arzneimittel darf nicht angewendet werden bei Leberkranken, Alkoholkranken, Epileptikern, Hirngeschädigten, Schwangeren und Kindern. Die Wirkung anderer Arzneimittel kann beeinträchtigt oder verstärkt werden. Im Straßenverkehr und bei der Bedienung von Maschinen kann das Reaktionsvermögen beeinträchtigt werden.*

Für stillende Mütter ist weiterhin vorgeschrieben:
*Alkohol geht in die Muttermilch über. Stillende Mütter sollen alkoholhaltige Arzneimittel nur nach Rücksprache mit dem Arzt einnehmen.*

Beispiel aus dem Teil Rezeptur / Defektur, S. 107

| | | |
|---|---|---|
| Rp. | Stoff a | 0,360 g |
| | Stoff b | 0,240 g |
| | Stoff c | 0,036 g |
| | Gereinigtes Wasser | |
| | Ethanol 80 % (*V/V*) | aa ad 120,0 g |
| | M. f. solutio | S. 1 mal tägl. 1 Messlöffel einnehmen |

Für Ethanol 80 % (*V/V*) ist der Gehalt wie folgt zu rechnen:
120,0 g – 0,36 g – 0,24 g – 0,036 g – 29,4 g – 0,06 g = 89,904 g
Gereinigtes Wasser und Ethanol sind zu gleichen Teilen vorzulegen:

$$\frac{89,904\,g}{2} = 44,952 \text{ g Ethanol } 80\,\% \,(V/V)$$

Da Ethanol in % (*V/V*), die Angabe aber in g, bzw. in % (*m/m*) erfolgen muss, ist zunächst mit Hilfe der Ethanoltabelle aus der Ph.Eur. umzurechnen.

- Ablesen in der Ethanoltabelle
  Ethanol 80 % (*V/V*) ≙ Ethanol 73,48 % (*m/m*)
- Berechnung der Ethanolmenge in der Rezeptur

$$100,0\text{ g} \triangleq 73,48\text{ g Ethanol}$$
$$44,952\text{ g} \triangleq x$$
$$x = \frac{73,48\text{ g} \cdot 44,952\text{ g}}{100,0\text{ g}}$$
$$= 33,031\text{ g Ethanol}$$

- Berechnung des Ethanolgehaltes in der Rezeptur

$$33{,}031\text{ g Ethanol} \triangleq 120{,}0\text{ g}$$
$$x \triangleq 100{,}0\text{ g}$$
$$x = \frac{33{,}031\text{ g} \cdot 100{,}0\text{ g}}{120{,}0\text{ g}}$$
$$= 27{,}52\text{ g Ethanol; d. h. } 27{,}52\,\%\ (m/m)\text{ Ethanol}$$

- Ablesen in der Ethanoltabelle (= Umrechnen von Massen- in Volumenprozent)

Ethanol 27,52 % ($m/m$) ≙ Ethanol 33,4 % ($V/V$)

Die Rezeptur enthält 33,4 % ($V/V$) Ethanol.

- Berechnen der Ethanolmenge, die eine Einzeldosis enthält

$$1\text{ Messlöffel} \triangleq \text{etwa } 5\text{ ml} = \text{etwa } 5\text{ g}$$
$$27{,}52\text{ g} \triangleq 100{,}0\text{ g Ethanol}$$
$$x \triangleq 5{,}0\text{ g}$$
$$x = \frac{27{,}52\text{ g} \cdot 5{,}0\text{ g}}{100{,}0\text{ g}}$$
$$= 1{,}376\text{ g Ethanol}$$

- in der Arzneimittel-Warnhinweisverordnung nachsehen (oben)
  Für 1,376 g Ethanol gilt die Warnhinweisstufe 2.

- die Angaben aus NRF I.3.3. anbringen

## 9.7 Energiewerte der Nahrungsmittel

Die Energiegehalte der Nahrungsmittel werden in der entsprechenden Energieeinheit (siehe Einheitentabelle) angegeben: dem Joule. Mitunter wird aber noch die alte Einheit Kalorie verwendet.

1 J = 0,2389 cal bzw. 1 cal = 4,1855 J

Die Kalorie ist eine ungültige Einheit und soll nicht mehr verwendet werden.

- Brennwerte der Grundnahrungsmittel:

1,0 g Kohlenhydrat ≙ 17,2 kJ (4,2 kcal)
1,0 g Eiweiß ≙ 17,2 kJ (4,2 kcal)
1,0 g Fett ≙ 38,9 kJ (9,3 kcal)

Mit diesen Werten können Diätpläne berechnet werden.

Für Diabetiker muss der Gehalt der Nahrungsmittel an verwertbaren Kohlenhydraten besonders berücksichtigt werden. Dafür gibt es die Broteinheit:

1 BE ≙ 12 g verwertbare Kohlenhydrate

## 9.8 Biologische Einheiten (Wirkstoffgehalt)

Der Wirkstoffgehalt einer Reihe wichtiger Arzneimittel wird noch in so genannten biologischen Einheiten (Froschdosis, Ratteneinheit usw.) angegeben. Hierbei kann der Wirkstoffgehalt immer durch eine Verhältnisgleichung berechnet werden (z.B. 1 Ratteneinheit ≙ ... mg Wirkstoff).

**Cave:** Diese Einheiten sind aber häufig unterschiedlich für verschiedene Arzneistoffe, auch wenn sie denselben Namen tragen! Man informiere sich also vorher dementsprechend.

Im Laufe der Zeit werden aber immer mehr biologische Einheiten durch Massenangaben ersetzt.

# 10 Rezeptur / Defektur

## 10.1 Einleitung

Details zur Herstellung von Arzneimitteln in der Apotheke sind hinreichend und ausführlich mit dem jeweiligen Gesetzeshintergrund beschrieben worden bei Seestädt et al. (2002) sowie bei Gebler et al. (2005). Die Arbeitschritte rationeller Herstellungsweisen für einzelne Arzneiformen wurden in ihren Einzelschritten übersichtlich und verständlich bei Peuke et al. (2005) dargelegt.

Die Dokumentation einer defektur- und rezepturmäßigen Herstellung anhand des überwiegend in Apotheken und PTA-Schulen verwendeten **Herstellungsprotokolls** oder anhand einer speziellen apothekenindividuellen **Rezepturnotiz** wurde in der Literatur bisher lediglich im Überblick angesprochen. Begründet scheint dies vielleicht damit, dass die Handhabung eines Herstellungsprotokolls (inkl. Einträgen zur Herstellungsvorschrift sowie der In-Prozess-Kontrolle) im Sinne der Validierung dem pharmazeutischen Personal (Apothekern, PTAs) keine Schwierigkeiten bereiten dürfte. Wieso also genau beschreiben?

Gerade bei der vermeintlich einfachen Erstellung eines korrekten Herstellungsprotokolls treten bisweilen enorme Schwierigkeiten auf. Tatsächlich haben viele PTA-Schüler während der Ausbildung an der PTA-Schule und Pharmaziepraktikanten während der Praktika im Apothekenalltag erhebliche Probleme, das Herstellungsprotokoll an sich zu verstehen oder ein brauchbares und gleichzeitig aussagekräftiges Herstellungsprotokoll zu erstellen.

In der Ausbildung und Praxis treten daher immer wieder die gleichen Fragen auf, wie etwa

- Was wird im Herstellungsprotokoll im Feld Herstellungsvorschrift eingetragen?
- Wieso muss ich Literaturangeben machen?
- In meiner Praktikumsapotheke machen wir das immer anders.
- Das Herstellungsprotokoll hält mich zeitlich bei der Herstellung nur auf.
- Wieso so viele Formalitäten?
- Wieso soll ich nicht „entspricht" oder „in Ordnung" schreiben?
- Was muss im Rahmen der erforderlichen In-Prozess-Kontrollen wirklich auf dem Herstellungsprotokoll dokumentiert werden?
- Ich habe mich nur verschrieben, habe das Produkt aber richtig hergestellt.
- Müssen In-Prozess-Kontrollen denn überhaupt gemacht werden?
- In meiner Praktikumsapotheke steht bei „In-Prozess-Kontrollen" immer in Ordnung (O. K.).
- Wieso muss ich bei der Dokumentation des Wiegevorganges so penibel sein?

Diese Fragen/Bemerkungen zeigen deutlich, dass enormer Klärungsbedarf besteht.

Fehler in Herstellungsprotokollen lassen sich kaum ganz ausschließen. Kardinalfehler in Protokollen, die im täglichen Apothekenbetrieb geschrieben werden, fallen erst bei Revisionen auf. Sie sollen – so der Pharmazierat – beim nächsten Mal vermieden werden, haben daher zunächst keine sehr große Bedeutung. Relevant werden sie, wenn etwas schief geht und ein geschädigter Patient Regressansprüche stellt.

In der Ausbildung sind fehlerhafte Herstellungsprotokolle zu Beginn üblich, später und vor allem in der Berufspraxis müssen sie jedoch vermieden werden.

Falsch ausgefüllte Herstellungsprotokolle sind in der Ausbildung regelmäßig ein Grund für nicht bestandene Prüfungen,

- weil die gesamte Herstellung anhand des fehlerhaften Herstellungsprotokolls nicht beurteilt werden kann und keine Lege-Artis-Herstellung nachvollziehbar ist und
- weil das hergestellte Präparat daher nicht verwendbar wäre.

Die folgenden Ausführungen dienen daher als Grundlage in der Ausbildung und als eine Art „Nachschulung" für die Berufspraxis.

Schließlich kann jedes fertige Herstellungsprotokoll bzw. jede erstellte Rezepturnotiz (einschließlich der gefertigten Präparate) als „Visitenkarte" einer PTA, eines Pharmaziepraktikanten. d. h., einer Apotheke angesehen werden. Das Motto lautet: „Ist das Herstellungsprotokoll brauchbar und gut, dann hat das hergestellte Produkt auch eine gute Qualität, und der Kunde ist zufrieden."

## 10.2 Arten der Herstellung in der Apotheke

Die Herstellung von Arzneiformen (Arzneimitteln) in einer Apotheke oder Krankenhausapotheke ist gesetzlich geregelt durch diverse Vorschriften und Verordnungen, insbesondere aber durch die Apothekenbetriebsordnung (ApBetrO). Die ApBetrO ist in umfangreicher Fachliteratur (Seestädt et.al. 2002; Gebler et.al. 2005) erläutert, die wichtigsten Schritte bei der Herstellung sind erklärt, z. B. in Peuke et.al. 2005.

Im Apothekenbetrieb sind folgende Arten der Herstellung relevant:

- Rezeptur (§ 7 ApBetrO),
- Defektur (§ 8 ApBetrO),
- Großherstellung (§§ 9 und 10 ApBetrO).

Die Herstellung von Rezepturen und Defekturen darf ausschließlich durch pharmazeutisches Personal erfolgen (z. B. Apotheker, PTA). Für die Großherstellung darf auch nichtpharmazeutisches Personal eingesetzt werden, wenn es unter der Aufsicht eines Apothekers arbeitet.

### Rezeptur

Die Herstellung einer Rezeptur ist die individuelle Einzelherstellung eines Arzneimittels gemäß einer ärztlichen Verordnung oder eines Kundenwunsches. Die Bestimmungen der ApBetrO verlangen hier keine Erstellung eines Protokolls.

Im Rahmen der Qualitätssicherung sollte dann die Herstellung jedoch entweder mit einem Herstellungsprotokoll oder mit einer **Rezepturnotiz** dokumentiert werden (vgl. Abschnitt 10.3.6, S. 97 ff.).

### Defektur

Werden Mischungen, die selbst wieder zu Arzneiformen verarbeitet werden, oder Arzneiformen im Voraus hergestellt, nennt man dies Defektur. Die daraus entstandene, noch nicht abgabefertig konfektionierte Vorratsware (z. B. Zinkpaste DAB im Standgefäß) nennt man dann Bulkware.

Eine Sonderform der Defektur ist die „verlängerte Rezeptur". Dabei ist eine Vorausherstellung von abgabefertigen Arzneiformen (z. B. Diphenhydramin-Kapseln) zulässig, wenn pro Tag insgesamt nicht mehr als 100 „abgabefertige" Packungen dieser Arzneiformen hergestellt werden (z. B. 80 Packungen Diphenhydramin-Kapseln). Dies nennt man **Hunderter-Regel**. Bei der Herstellung ist immer eine Chargennummer zu vergeben. Erlaubt ist diese Art der Herstellung nur, wenn sie aufgrund „häufiger ärztlicher Verordnung" (z. B. Kassenrezept, Privatrezept) erfolgt und das Produkt zur Abgabe in der eigenen Apotheke bestimmt ist.

Weil das Arzneimittel im Voraus hergestellt und dann in einer abgabefertigen Verpackung bereitgehalten wird (wie ein Fertigarzneimittel), wird es auch wie ein solches gekennzeichnet. Für die Kennzeichnung zu beachten sind daher das Arzneimittelgesetz (§ 10 AMG), die Arzneimittel-Warnhinweisverordnung (AMWarnV), die Gefahrstoffverordnung (GefStoffV) sowie die Verordnung über brennbare Flüssigkeiten (VbF).

### Großherstellung

Überschreitet die Herstellung die Hunderter-Regel mengenmäßig, spricht man von Großherstellung. Bei der Großherstellung sind immer erforderlich:

1. eine Herstellungsanweisung und ein Herstellungsprotokoll sowie als verantwortliche Person ein Herstellungsleiter, des Weiteren
2. eine Prüfanweisung und ein Prüfprotokoll unter Verantwortung des Prüfleiters.

## 10.3 Herstellungsprotokoll

Bei der Defektur und bei der Großherstellung müssen die einzelnen Arbeitsschritte der Anfertigung eindeutig nachvollziehbar sein. Zu diesem Zweck ist der gesamte Herstellungsvorgang lückenlos und aussagekräftig in einem Herstellungsprotokoll zu dokumentieren. Dies bestätigt der verantwortliche Apotheker schriftlich, indem er das fertige Herstellungsprotokoll abzeichnet.

Die eigentliche Dokumentation der praktisch durchgeführten Arbeitsschritte bei der Herstellung ist dabei jedoch nicht extra vorgeschrieben. Sie ist aber immer hilfreich bei der Bewertung des hergestellten Präparates. Die „lege artis" Herstellung in einer Apotheke sollte daher immer durch ein Herstellungsprotokoll mit einer zusätzlichen aussagekräftigen Herstelldokumentation untermauert werden. Vorgeschrieben ist die Herstelldokumentation jedoch nicht, da in den Bestimmungen der ApBetrO nur von Herstellungs- (und Prüf-) protokollen die Rede ist. Die genaue Herstelldokumentation ist jedoch zu empfehlen. Da hierfür kein spezielles freies Feld vorhanden ist, kann diese in Kurzform im Feld In-Prozess-Kontrollen oder besser auf der leeren Rückseite erfolgen. Diese wiederum ermöglicht zusammen mit einer genau dokumentierten **In-Prozess-Kontrolle** dem Apotheker die Abschlussbeurteilung und ist somit Grundlage für seine Unterschrift.

Was ein Herstellungsprotokoll mindestens beinhalten muss, geben die §§ 8 bzw. 9 ApBetrO an. Die Erstellung ist zeitaufwendig und manchmal lästig, aber unbedingt erforderlich. Daher werden die Anforderungen an ein ordentliches Protokoll im Folgenden anhand des DAV-Musterprotokolls (DAV, Vordruck F 4190/2) eingehend erläutert.

### 10.3.1 Aufbau des Herstellungsprotokolls

Das apothekenübliche Herstellungsprotokoll (s. Abb. 1) ist ein DIN A4 großes, einseitig bedrucktes Formular (DAV-Vordruck F4190/2).

Die **Vorderseite des Herstellungsprotokolls** besteht aus Bereichen und Feldern, denen hier die Ziffern 1 bis 6 bzw. die Buchstaben a bis t zugeordnet sind, um im Folgetext schnell auf die einzelnen Bereiche/Felder Bezug nehmen zu können:

1. Bereich Präparat mit Feldern
   - a Herstellungsdatum,
   - b Darreichungsform,
   - c Chargengröße,
   - d Chargen-/Prüf.-Nr. des Präparats.
2. Bereich Ausgangsstoffe mit Feldern
   - e Bezeichnung 1.–10.,
   - f Soll-Einwaage,
   - g Chargennummer,
   - h Ist-Einwaage,
   - i Namenszeichen.
3. Bereich Substanz-Nr./evtl. Pharmazentral-Nr. mit Feldern
   - j 1, 2, 3, 4, 5, 6, 7, 8, 9, 10.

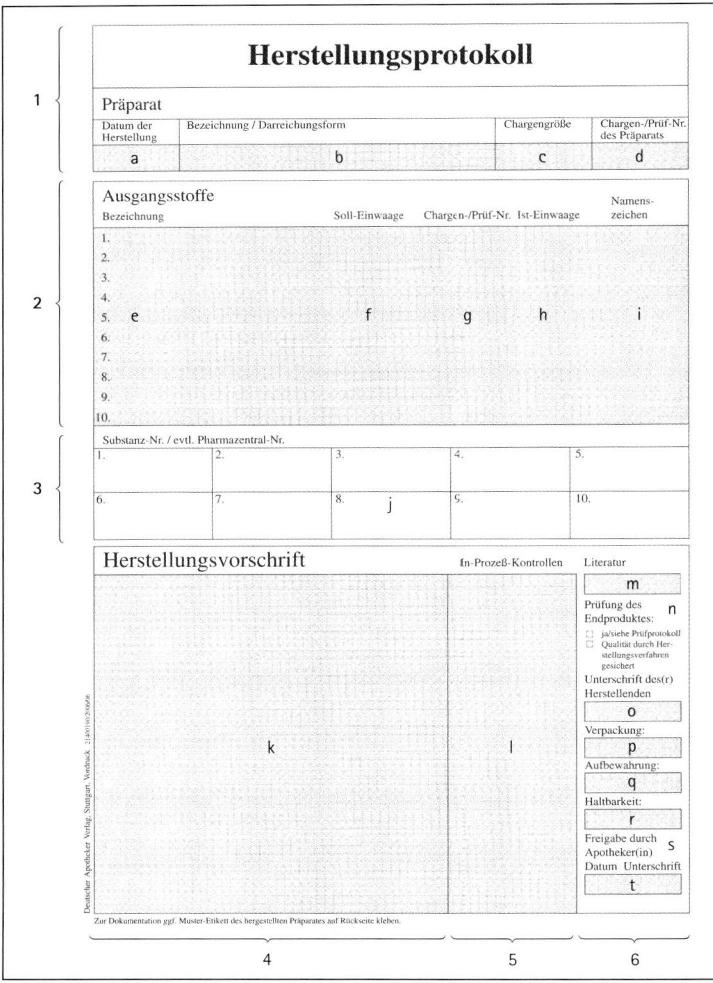
# Herstellungsprotokoll

Präparat

| Datum der Herstellung | Bezeichnung / Darreichungsform | Chargengröße | Chargen-/Prüf-Nr. des Präparats |
|---|---|---|---|
| a | b | c | d |

Ausgangsstoffe

| Bezeichnung | Soll-Einwaage | Chargen-/Prüf-Nr. | Ist-Einwaage | Namens-zeichen |
|---|---|---|---|---|
| 1. | | | | |
| 2. | | | | |
| 3. | | | | |
| 4. | | | | |
| 5. e | f | g | h | i |
| 6. | | | | |
| 7. | | | | |
| 8. | | | | |
| 9. | | | | |
| 10. | | | | |

Substanz-Nr. / evtl. Pharmazentral-Nr.

| | | | | |
|---|---|---|---|---|
| 1. | 2. | 3. | 4. | 5. |
| 6. | 7. | 8. j | 9. | 10. |

Herstellungsvorschrift — k

In-Prozeß-Kontrollen — l

Literatur: m

Prüfung des Endproduktes: n
☐ ja/siehe Prüfprotokoll
☐ Qualität durch Herstellungsverfahren gesichert

Unterschrift des(r) Herstellenden: o

Verpackung: p

Aufbewahrung: q

Haltbarkeit: r

Freigabe durch Apotheker(in) s
Datum Unterschrift: t

Zur Dokumentation ggf. Muster-Etikett des hergestellten Präparates auf Rückseite kleben.

Deutscher Apotheker Verlag, Stuttgart, Vordruck

1 2 3 4 5 6

**Abb. 1:** Herstellungsprotokoll, DAV-Vordruck F4190/2

4. Bereich Herstellungsvorschrift mit Feld
   k ohne Bezeichnung, dient zum Eintragen, wie die Herstellung erfolgen soll.
5. Bereich In-Prozess-Kontrollen mit Feld
   l ohne Bezeichnung, dient zum Eintragen,
   - welche Kontrollen, Messungen durchgeführt werden,
   - welche Auffälligkeiten wahrgenommen werden,
   - was bei der Herstellung an Abweichungen beobachtet wird,
   - was bei der Herstellung passiert
6. Bereich ohne spezielle Überschrift mit Feldern
   m Literatur,
   n Prüfung des Endproduktes:
   - ja/siehe Prüfprotokoll,
   - Qualität durch Herstellungsverfahren gesichert,

   o Unterschrift des Herstellenden,
   p Verpackung,
   q Aufbewahrung,
   r Haltbarkeit,
   s Freigabe durch Apotheker,
   t Datum.

Die **Rückseite des Herstellungsprotokolls** ist nicht beschriftet, hier sollten sorgfältig und deutlich lesbar eingetragen oder aufgeklebt werden:

- Aussagekräftige Herstelldokumentation, also die genaue Beschreibung der praktischen Durchführung mit eventuell auftretenden Präsentabilien
- Berechnung mit ausführlichen Rechenschritten,
- Literaturstellen mit ausführlicher Quellenangabe,
- Kopie Rezepturetikett und Zusatzetikett oder Standgefäßetikett,
- Kopie des verordneten Privat-/Kassenrezeptes oder des schriftlichen Kundenwunsches, wenn ein Herstellungsprotokoll im Rahmen der Qualitätssicherung angefertigt wird.

Die Herstellungsprotokolle sollten möglichst immer die Personen erstellen, welche als Helfer (z. B. PKA, Praktikant) die Herstellung vorbereiten oder die als pharmazeutisches Personal (z. B. PTA, Pharmaziepraktikant, Apotheker) die Herstellung selbst durchführen werden.

Nach der theoretischen Vorüberlegung des Herstellungsablaufes sollten die erforderlichen Einträge im Herstellungsprotokoll erfolgen, und zwar möglichst handschriftlich.

**Im Voraus können** ausgefüllt werden:

- im Bereich 1 (Präparat) die Felder a, b, c, d,
- im Bereich 2 (Ausgangsstoffe) die Felder e und f, wenn die zur Anwendung vorgesehenen Wirk- und Hilfsstoffe vorhanden sind, geprüft und zur Verwendung freigegeben wurden.

**Nicht vorher dürfen** ausgefüllt werden:

- im Bereich 2 (Ausgangsstoffe) die Felder g, h und i, weil diese Werte immer an der verwendeten Waage sofort nach dem Abwiegen einzutragen und mit Namenszeichen zu bestätigen sind.

**Zusätzlich kann** ausgefüllt werden:

- der Bereich 3 (Substanz-Nr./evtl. Pharmazentral-Nr.) mit den 10 Feldern j, wenn die vorgesehene Substanz X mit der Charge X durch die Substanz X mit der Charge Y ausgetauscht wird, weil das Vorratsgefäß leer ist oder weil beide Chargen X und Y verwendet werden. Mithilfe der Pharmazentral-Nr. kann die Substanz schneller nachbestellt werden.

**Grundsätzlich muss vor** dem praktischen Herstellungsvorgang ausgefüllt werden:

- der Bereich Herstellungsvorschrift in Feld k, wobei die Arbeitsschritte (z.B. aus dem NRF) in der richtigen Reihenfolge einzutragen sind.

Vor der Herstellungsvorschrift (bzw. vor der Herstellungsanweisung bei der Großherstellung) dürfen eigene Ergänzungen stehen, die den eigentlichen Herstellungsablauf erleichtern und hilfreich sind, wie etwa folgende Hinweise:

- Arbeitsplatz und Arbeitsgeräte reinigen und desinfizieren,
- Ausgangssubstanzen bereitstellen,
- Einwiegegefäße und Herstellungsgefäße beschriften,
- persönliche und Arbeitsplatzhygiene durchführen.

Die in der Literatur beschriebene Herstellungsanweisung (NRF oder Thoma) wird in die **Herstellungsvorschrift** umgesetzt. Diese sollte **folgende Voraussetzungen** erfüllen:

- kurz, prägnant und aussagekräftig,
- unmissverständlich und nicht verwirrend,
- vor Beginn müssen die Einzelschritte der Herstellung immer in der richtigen Reihenfolge gelistet sein.

Nach der Herstellungsvorschrift können eigene Ergänzungen gemacht werden, die den gesamten Herstellungsablauf zusätzlich erleichtern oder bei der anschließenden Bewertung des hergestellten Präparates hilfreich sind, z. B.:

- Prüfen des hergestellten Präparates:
  - organoleptisch (auf Farbe und Geruch),
  - physikalisch (auf Temperatur, Aggregatzustand),
  - chemisch (auf pH-Wert).
- Beschriften von
  - Etikett (Mindestangaben),
  - Zusatzetikett (informative Angaben),
  - Standgefäßetikett (Mindestangaben).
- Konfektionierung des Präparates
  - Primärverpackung (nützlich, notwendig),
  - Sekundärverpackung (sinnvoll, gewünscht)

Grundsätzlich muss **während** der Herstellung, **aber niemals im Voraus,** der Bereich In-Prozess-Kontrollen in Feld l sorgfältig und gewissenhaft ausgefüllt werden, weil die hier eingetragenen Daten darüber mitentscheiden, ob das Präparat verkehrsfähig ist oder nicht. Einträge müssen immer dann erfolgen, wenn beispielsweise Abweichungen beobachtet werden, wie

- Verfärbungen (z. B. gelb statt grün),
- Formveränderungen (z. B. flüssig statt fest),
- Reaktionen (z. B. Niederschlag statt klar).

Ebenfalls nur während der Herstellung zu vermerken sind (auf der Protokollrückseite im Rahmen der Herstelldokumentation) am Arbeitsplatz **unerwartet aufgetretene Ereignisse** wie

- Störungen und Unterbrechungen,
- Geräteausfälle,
- Stromausfall,
- Missgeschicke bei der Herstellung.

**Zusätzlich müssen** daneben im Bereich 6 die Felder m bis t sorgfältig ausgefüllt werden, da dieser für die Konfektionierung relevante Informationen enthält, wie

- die tatsächlich verwendete Literatur (z. B. Thoma, NRF) – (Feld m),
- die Angabe, wie das Endprodukt geprüft wurde: entweder Prüfung des Endproduktes mit Prüfprotokoll oder keine Prüfung des Endproduktes,

weil die Qualität durch korrekte Herstellung sichergestellt. Entsprechendes Kästchen in Feld n ankreuzen,
- als Herstellender in Feld o unterzeichnen,
- Verpackungsmaterial in Feld p angeben,
- Aufbewahrungshinweise in Feld q eintragen,
- Haltbarkeitsangaben mit exaktem Datum in Feld r vermerken,
- die Freigabe durch Apotheker(in) wird in Feld s bescheinigt,
- das Datum der Freigabe in Feld t vermerkt.

Da die Felder m bis t sehr wenig Platz zum Eintragen aufweisen, sollte zusätzlich die leere Rückseite des Herstellungsprotokolls für ergänzende Angaben verwendet werden, denn zu beachten ist:

- Literaturstellen sollten nicht einfach nur als NRF, Thoma oder Ph.Eur. angegeben sein, sondern exakte Angaben beinhalten wie etwa:
  - NRF (2006) Band 3, 15.1.,
  - Thoma (2005), 3/234,
  - Ph.Eur. 2006, Band 4, Seite 4521–4525.
- Angaben zum Verpackungsmaterial sollten exakt sein und die korrekte Bezeichnung der Primär- und Sekundärverpackung tragen.
- Aufbewahrungshinweise sollten unmissverständlich sein.
- Haltbarkeitsangaben sollten immer ein konkretes Datum ausweisen.

Weitere Anforderungen an das Herstellungsprotokoll:

- Sämtliche Angaben im Herstellungsprotokoll müssen gut lesbar und unmissverständlich eingetragen sein.
- Schreibfehler sind bei einer handschriftlichen Erstellung immer möglich und unvermeidlich, jedoch sehr leicht und einfach korrigierbar. Fehler müssen verbessert werden.
- Wenn Streichungen erforderlich werden, müssen diese eindeutig als solche erkennbar und mit dem Namenszeichen des Streichenden gekennzeichnet sein. Die korrekte Angabe ist dann lesbar so einzutragen, dass der fehlerhafte Eintrag deutlich sichtbar bleibt; ein Übermalen oder Überschrieben ist nicht zulässig.

**Beispiel für eine korrekte Verbesserung eines Eintrags im Herstellungsprotokoll**

| | |
|---|---|
| ~~Acetylsalicyllauge 500,00 g~~ | gestrichen B. M. |
| Acetylsalicylsäure 500,00 g | |

### 10.3.2 Fehler in einem ausgefüllten Herstellungsprotokoll

Wenig hilfreich wäre es, Angaben aus der Literaturquelle (z. B. Thoma 3/249 in Thoma (2006)) einfach nur in das zu erstellende Herstellungsprotokoll hineinzukopieren. Einerseits sind diese Angaben zwar präzise, andererseits kann gerade wegen des knappen Informationsgehaltes oft nur erfahrenes pharmazeutisches Personal mit diesen Minimalangaben arbeiten. Denn beschrieben wird sehr oft nur der Herstellungsvorgang selbst! Es fehlen fast immer

- die nützlichen Angaben zu Vorbereitungsarbeiten vor der Herstellung,
- weitere Erklärungen und Hinweise, wie dann nach der Herstellung mit dem hergestellten Präparat weiter verfahren werden soll.

Echte Fehler im Protokoll können sich aus Wiegefehlern ergeben sowie aus Verwechslungen und Übertragungsfehlern.

#### Wiegefehler

Häufige und schwerwiegende Fehler zu Beginn der Herstellung beim Wiegen sind:

- Verwendung falscher Waagen:
  - Teewaage (mit Zeiger) statt Rezepturwaage (elektronisch),
  - Rezepturwaage statt Analysenwaage,
    es gilt: Wirkstoff- und Hilfsstoffmengen
    - unter 1,0 g generell an Analysenwaagen (0,0000) abwiegen,
    - über 1,0 g können, wenn sinnvoll und vertretbar, auch an Rezepturwaagen eingewogen werden.
- Rundung von Stellen hinter dem Komma bei Einwaagen, z. B.:
  - 0,2500 g sind erforderlich, eingewogen werden 0,3 g oder
  - 0,2500 g sind erforderlich, eingewogen werden 0,2 g.
- Ist-Einwaagen beim Wiegevorgang exakt den Soll-Einwaagen anzupassen, denn
  - dadurch wird erhebliche Zeit beim Einwiegen vergeudet,
  - Wägungen sind in der Praxis so kaum durchführbar,
  - Werte erscheinen unglaubwürdig.

Fehlergrenzen bei der Herstellung von Rezepturarzneimitteln sind nach Europäischem Arzneibuch zulässig und dürfen bei bis zu ± 10 % des deklarierten Gehaltes liegen.

### Fehler durch Übertragungsfehler und Verwechselungen

Die folgenden Fehler haben unweigerlich zur Folge, dass die gesamte Dokumentation falsch ist und das hergestellte Präparat nicht verwendet werden darf.

Schwerwiegende Fehler sind **Übertragungsfehler** von Chargen- oder Prüfnummern, z.B. durch:

- Übernahme der Nummern aus alten statt aus aktuellen Prüfprotokollen,
- fehlerhaftes Ablesen und folglich unzutreffenden Eintrag,
- Fehleinträge von Chargen-/Prüfnummern (z.B. die des Wirkstoffes in der Spalte des Hilfsstoffes eintragen oder umgekehrt),
- gänzliches Vergessen des Eintrags.

Häufige Fehler beim Ausfüllen des Herstellungsprotokolls sind auch **Verwechslungen**:

- von Standgefäßen: Zum Abwiegen zwar
  - die richtige Substanz mit zur Waage nehmen, jedoch die Charge einer anderen Substanz im Herstellungsprotokoll eintragen,
  - die falsche Substanz mit zur Waage nehmen und zwangsläufig die falsche Chargennummer eintragen.
- von Nummern: Chargennummern verwechseln mit
  - der Pharmazentralnummer,
  - dem Datum der Herstellung,
  - dem Geburtsdatum des Patienten,
  - dem Haltbarkeitsdatum des hergestellten Präparates,
  - der Chargennummer des hergestellten Präparates.

## 10.3.3 Unzureichende Angaben im Herstellungsprotokoll

### Herstellungsvorschriften /-anweisungen

Herstellungsprotokolle können schnell zu schlechten Plagiaten oder willkürlichen Modifikationen der verwendeten Literatur [z.B. NRF (2006), Thoma (2005)] geraten. Dabei treten häufig Fehler auf, weil die die Beschreibungen aus den Herstellungsanweisungen nur unvollständig oder sinnverfremdet übernommen werden (s. Tabelle A).

Tab. A: Beispiele unvollständiger Übernahmen aus der Herstellungsvorschrift

| Unvollständige Herstellungsvorschriften | Korrekte Herstellungsvorschriften |
|---|---|
| Suppositorienmasse schmelzen. | Suppositorienmasse bei 27 °C schmelzen. |
| Homöopathische Ausgangsstoffe reiben und kratzen, 3-mal | Homöopathische Ausgangsstoffe jeweils 5 Min. reiben, jeweils 5 Min kratzen; 3-mal hintereinander. |
| Sieben. | Mit Sieb 180 sieben. |

### In-Prozess-Kontrollen

Noch gravierender sind entsprechende Fehler bei der Dokumentation der In-Prozess-Kontrollen. In-Prozess-Kontrollen sind Messungen oder Beobachtungen, die während der Herstellung zur Kontrolle eines ordnungsgemäßen Ablaufs der Herstellung durchgeführt werden. In der Praxis zeigt sich, dass die Vermerke hierzu oftmals keine aussagekräftigen und relevanten Beobachtungen enthalten, sondern lediglich ungenaue, unvollständige oder nichts sagende Angaben (s. Tabelle B).

Tab. B: Beispiele unzureichender Angaben zu In-Prozess-Kontrollen

| Ohne Aussagekraft | Mit Aussagekraft |
|---|---|
| Wasserbadtemperatur entspricht. | Wasserbad hat 45 °C. |
| pH in Ordnung. | pH 6,8 / mit pH-Elektrode gemessen. |
| Wurde durchgeführt. | Kein Siebrückstand. |
| Ist erledigt. | Etikett klebt vollständig und gut auf dem Primärgefäß. |
| o.k. | Lösung ist nicht mehr trübe. |

Ohne aussagekräftige Dokumentation der Herstellung (**Herstelldokumentation möglichst auf der Rückseite des Herstellungsprotokolls**) und der In-Prozess-Kontrollen kann keine echte objektive **Bewertung** erfolgen. Die im Herstellungsprotokoll eingetragenen Angaben sind dann keine ausreichenden Grundlagen zur Beurteilung durch den Apotheker, ob das Präparat die **Freigabe** erhält oder vernichtet werden muss.

Ein Herstellungsprotokoll bewertet meistens nicht derjenige, der die Arzneiform selbst angefertigt und das Herstellungsprotokoll erstellt hat (z.B. PTA, Pharmaziepraktikant). Die Freigabe des Präparates erfolgt **immer** durch

Apotheker, denn diese bewerten das hergestellte Präparat abschließend und verlassen sich dabei insbesondere auf die Angaben im Herstellungsprotokoll. Dazu müssen diese Einträge eindeutig lesbar und auch ohne Zweifel interpretierbar sein. Alle Eintragungen sind dabei entscheidend. Es ist sinnlos Angaben und Zahlen aus den Vorschriften in das Herstellungsprotokoll zu übernehmen, wenn damit kein verkehrsfähiges Produkt hergestellt werden kann. Nur umsetzbare, klare Anweisungen in der Herstellungsvorschrift ermöglichen eine korrekte Herstellung. Ausschließlich aussagekräftige Daten und Fakten in Herstelldokumentation und In-Prozess-Kontrolle lassen die Endbewertung zu.

### 10.3.4 Pflichtangaben im Herstellungsprotokoll

Bereits vor der Herstellung können am Schreibtisch folgende Daten im zu verwendeten Herstellungsprotokoll eingetragen werden (s. Tabelle C).

**Tab. C:** Im Voraus im Herstellungsprotokoll einzutragende Daten

| Feld | Bemerkungen zur korrekten Umsetzung |
|---|---|
| Präparate(namen) | Möglichst (besser) nur in deutscher Sprache |
| Datum der Herstellung | Aktuelles Tagesdatum der Herstellung |
| Bezeichnung/Darreichungsform | Bezeichnung der herzustellenden Arzneiform |
| Soll-Einwaage | Erforderliche Mengen [g] mit Sicherheitszuschlägen |
| Chargengröße | Stückzahl/Mengen in [g]<br>(also wiegen, also keine ml-Angaben) |
| Chargen-/Prüfnummer | Kann frei vergeben werden. |
| Ausgangsstoffe | Korrekte und vollständige deutsche Sprache,<br>keine Abkürzungen verwenden. |
| Substanz-Nummer,<br>evtl. Pharmazentral-Nr. | Nicht unbedingt erforderlich. |
| Herstellungsvorschrift | Verwendete Literatur (NRF, Thoma, usw.) |
| Literatur | Verwendete Literaturquellen mit eindeutiger Angabe |
| Verpackung | Primärverpackung, Sekundärverpackung |
| Aufbewahrung | Aufbewahrungsfristen, Lagerungsbedingungen |

Erst bei der unmittelbaren Herstellung und während der jeweiligen Arbeitsschritte sollten nachstehende Daten eingetragen werden (s. Tabelle D):

**Tab. D:** Erst bei der Ausführung einzutragende Daten

| Feld | Bemerkungen zur korrekten Umsetzung |
|---|---|
| Chargen-/Prüf.-Nrn. | Nummern der<br>verwendeten Wirkstoffe (WS),<br>verwendeten Hilfsstoffe (HS),<br>weiterer HS, die die Herstellung vereinfacht haben,<br>weiterer HS, die eine Herstellung erst ermöglicht haben. |
| Ist-Einwaage | Angabe der tatsächlich eingewogenen Mengen:<br>Analysenwaage mit 4 Stellen (0,0000),<br>Rezepturwaage mit 2 Stellen (0,00) oder 1 Stelle (0,0). |
| Namenszeichen | Bestätigt die Wägung des Herstellenden. |
| In-Prozess-Kontrollen | Messungen, Beobachtungen, Feststellungen |
| Herstelldokumentation (möglichst auf der Rückseite) | Alle Arbeitsschritte inkl. der relevanten Vorkommnisse |
| Prüfung des Endproduktes | Erst bei Abschlusskontrolle!<br>Dokumentiert das korrekte Arbeiten und zeigt, dass die Qualität durch das Herstellungsverfahren gesichert ist. |
| Unterschrift des Herstellenden | Abschließende Bestätigung der „lege-artis"-Arbeit |

### 10.3.5 Das Erstellen eines Herstellungsprotokolls in der Praxis

Ein Herstellungsprotokoll muss so angelegt werden, dass Personen auch ohne Schwierigkeiten damit arbeiten können, die das Herstellungsprotokoll zum ersten Mal in den Händen halten. Wichtige Schritte bei der Erstellung des Herstellungsprotokolls sind daher:

- Umsetzung der Herstellungsanweisung aus der Literaturquelle in eine brauchbare und korrekte Herstellungsvorschrift als Arbeitsgrundlage in
  - der richtigen Reihenfolge,
  - in sinnvoller Reihenfolge,
  - mit praktisch durchführbaren Arbeitsschritten.

- sorgfältiges Abarbeiten der Herstellungsvorschrift in der richtigen Reihenfolge, dabei gleichzeitige oder zeitnahe Dokumentation der Herstellung sowie der In-Prozess-Kontrolle inklusive
  - Beobachtungen,
  - Auffälligkeiten,
  - Problemen.
- Interpretation der dokumentierten Arbeitsschritte (Herstelldokumentation) und der In-Prozess-Kontrollen,
- Abschlussprüfung und Begutachtung des hergestellten Präparates,
- Abschlussbewertung unter Einbeziehung
  - der gesamten theoretischen Dokumentation,
  - des praktischen Herstellungsablaufes.
- Entscheidung des Herstellenden vor der Unterschrift, ob
  - das Präparat zu Freigabe vorzulegen ist, weil verwendungsfähig,
  - Rücksprache mit Apotheker zu halten ist oder
  - das Präparat verworfen werden muss, weil Herstellungsfehler erkannt wurden.

Die Angaben aus den Literaturquellen (z.B. NRF, Thoma) enthalten in der Regel weder Angaben zur Personal- und Arbeitsplatzhygiene noch Informationen zum nach der Herstellung erforderlichen Konfektionierungsvorgang. Beides lernen PKAs bereits während der Ausbildung in den Apotheken und PTAs an den PTA-Schulen, Pharmaziestudenten jedoch oftmals erst im Pharmaziepraktikum. Zusammengefasst gehörten folgende Schritte dazu:

- Vorbereitung des Arbeitsplatzes, etwa
  - säubern (mit Wasser, Putzmittel und anschließendem Trocknen),
  - desinfizieren (mit Isopropanol 70 % (*V/V*).
- Vorbereitung der Arbeitsgeräte wie
  - säubern (nach Angaben der Hersteller),
  - auf Funktion prüfen,
  - desinfizieren (nach Angaben der Hersteller).
- Bereitstellung der Ausgangssubstanzen:
  - Wirkstoffe zum Einwiegen an Analysenwaagen (0,0000),
  - Hilfsstoffe zum Einwiegen an Rezepturwaagen (0,00 oder 0,0).

Erfahrene PTAs und Pharmazeuten dokumentieren diese Arbeitsschritte nicht mehr extra im Herstellungsprotokoll. Für Berufsanfänger und PTA-Schüler(innen) ist diese Dokumentation auf jeden Fall empfehlenswert.

Grundsätzlich besteht die Herstellung und Bewertung aus den mehreren Schritten:

- Umsetzung der Herstellungsanweisung aus der Fachliteratur (z.B. Thoma 3/237) in eine Herstellungsvorschrift und Eintrag im Herstellungsprotokoll,
- Mitnahme des Herstellungsprotokolls an den Arbeitsplatz,
- Abarbeitung der einzelnen Herstellungsschritte,
- parallel dazu die genaue Herstelldokumentation mit Erfassung möglichst aller bei der Herstellung auftretender **Präsentabilien** (siehe unten),
- sorgfältige Durchführung der wichtigen In-Prozess-Kontrollen,
- Protokollierung der In-Prozess-Kontrollen auf dem Herstellungsprotokoll,
- kritische Begutachtung des hergestellten Präparates durch den Herstellenden,
- Bewertung der gesamten Herstelldokumentation durch abzeichnenden Apotheker,
- Bewertung des hergestellten Präparates durch abzeichnenden Apotheker,
- Unterschrift des verantwortlichen Apothekers.

Präsentabilien (Überlegungen, Vorgänge, Ereignisse, Entscheidungen), die während der gesamten Herstellungsphasen passieren oder erforderlich werden, ohne dass diese explizit in der Herstellungsanweisung genannt wurden, sollten konsequent vom Herstellenden vermerkt werden. Solche Präsentabilien sind etwa (nur eine Auswahl):

- die Umsetzung wichtiger, erforderlicher, sinnvoller Arbeitsschritte,
- die Abänderung von Arbeitsschritten oder äußeren Bedingungen,
- die Verwendung alternativ sinnvoller Geräte zur Herstellung,
- kurzfristige Änderungen durch Auftraggeber (Apotheker, Arzt, Kunde),
- die Erfassung unvorhersehbarer Ereignisse während der Herstellung,
- Störungen, Unterbrechungen beim Herstellungsvorgang,
- Angabe von Missgeschicken und Pannen beim Herstellungsvorgang,
- bemerkte Fehler,
- zusätzliche Angaben, die nicht extra genannt oder gefordert werden, wie etwa Sterilfiltration mit Bubble-point-Test oder Salbenherstellung mit Topitec®

Nachstehend wird am **Beispiel Zinkpaste DAB** (Thoma 3/237) schrittweise eine denkbare Erstellung eines Herstellungsprotokolls erläutert.

Zunächst werden die Bereiche Herstellungsvorschrift und Herstelldokumentation besprochen, da dies die hauptsächlichen Fehlerstellen sind. Die

Angaben für den Herstellungsprozess stammen aus der Literaturquelle (Thoma 3/237). In der Praxis könnten diese Arbeitsschritte ablaufen wie in der folgenden Übersicht dargestellt.

### Übersicht über die Arbeitsschritte bei der Herstellung von Zinkpaste DAB

| Arbeitsschritt 1: Umsetzung der Herstellungsanweisung (Thoma 3/237) in eine Herstellungsvorschrift | | |
|---|---|---|
| a | Anweisung aus Thoma | * Keine Anweisung, welche Geräte verwendet werden.<br>* Keine Anweisungen zur Hygiene. |
| | Resultierende Vorschrift für Protokoll (*Herstellungsvorschrift*) | * Arbeitsplatz säubern.<br>* Arbeitsgeräte zusammenstellen.<br>* Konfektionierungsmaterial zusammenstellen. |
| b | Anweisung aus Thoma | * Zinkoxid und Weizenstärke werden eingewogen,<br>* gemischt,<br>* in dünner Schicht 3–4 Stunden lang bei 40–45° C getrocknet. |
| | Resultierende Vorschrift für Protokoll (*Herstellungsvorschrift*) | * Zinkoxid, Weizenstärke an Rezepturwaage einwiegen.<br>* Beide homogen in Fantaschale mischen.<br>* Dünn ausgebreitet im Trockenschrank bei 40–45 °C insgesamt 4 Stunden trocknen. |
| c | Anweisung aus Thoma | * Nach Trocknen wird die Mischung sofort gesiebt (250). |
| | Resultierende Vorschrift für Protokoll (*Herstellungsvorschrift*) | * Zinkoxid und Weizenstärkemischung nach Entnahme<br>* aus Trockenschrank sofort komplett und zügig sieben (Sieb 250).<br>* Fantaschale mit gesiebter Mischung dann mit Alufolie abdecken. |
| d | Anweisung aus Thoma | * Das Vaselin wird eingewogen und auf dem Wasserbad geschmolzen. |
| | Resultierende Vorschrift für Protokoll (*Herstellungsvorschrift*) | * Wasserbad auf maximal ___ °C vorheizen.<br>* Vaselin auf Rezepturwaage einwiegen,<br>* vollständig schmelzen. |
| e | Anweisung aus Thoma | * Das Gemisch von Zinkoxid und Weizenstärke wird mit dem geschmolzenen Vaselin verrieben. |
| | Resultierende Vorschrift für Protokoll (*Herstellungsvorschrift*) | * Zu dem Gemisch Zinkoxid/Weizenstärke portionsweise geschmolzenes Vaselin zugeben.<br>* Sorgfältig zu einer Paste verreiben,<br>* Klumpenbildung vermeiden. |

| **Arbeitsschritt 1:**<br>**Umsetzung der Herstellungsanweisung (Thoma 3/237) in eine Herstellungsvorschrift** | | |
|---|---|---|
| f | Anweisung aus Thoma | * Anschließend empfiehlt sich eine Homogenisierung auf dem Dreiwalzenstuhl. |
| | Resultierende Vorschrift für Protokoll (*Herstellungsvorschrift*) | * Bei Klumpenbildung auf einer Salbenmühle homogenisieren.<br>* Vollständig in das Abgabegefäß umfüllen.<br>* Vollständig konfektionieren.<br>* Abschlusskontrolle durchführen. |

| **Arbeitsschritt 2:**<br>**Durchführung der Herstellung**<br>**inklusive Herstelldokumentation und In-Prozess-Kontrolle** | | |
|---|---|---|
| a | Herstellungsvorschrift | * Arbeitsplatz säubern.<br>* Arbeitsgeräte zusammenstellen.<br>* Konfektionierungsmaterial zusammenstellen. |
| | Herstelldokumentation (*Rückseite*) | * Arbeitsplatz nass abgewischt, getrocknet.<br>* Arbeitsplatz mit Isopropanol 70 % (*V/V*) desinfiziert.<br>* Arbeitsgeräte vollständig bereitgestellt:<br>– funktionsfähig,<br>– sauber,<br>– desinfiziert.<br>* Konfektionierungsmaterial bereitgestellt:<br>– Primärverpackung,<br>– Sekundärverpackung,<br>– Rezepturetikette, Zusatzetikette,<br>– Defekturetikett. |
| b | Herstellungsvorschrift | * Zinkoxid, Weizenstärke an Rezepturwaage einwiegen.<br>* Beide homogen in Fantaschale mischen.<br>* Dünn ausgebreitet im Trockenschrank bei 40 – 45 °C insgesamt 4 Stunden trocknen. |
| | Herstelldokumentation (*Rückseite*) | * Um 8:00 in den 43 °C heißen Trockenschrank gestellt<br>* Um 11:30 Pulvermischung noch leicht feucht.<br>* Um 12:30 entnommen, Pulvermischung vollständig trocken. |
| | In-Prozess-Kontrollen: Eintrag in Feld I | * Trockenschranktemperatur um 08:00: 43 °C.<br>* Pulvermischung nach 3,5 Std. noch leicht feucht.<br>* Pulvermischung nach 4,5 Std. trocken. |

| **Arbeitsschritt 2:<br>Durchführung der Herstellung<br>inklusive Herstelldokumentation und In-Prozess-Kontrolle** | | |
|---|---|---|
| c | Herstellungsvorschrift | * Zinkoxid und Weizenstärkemischung nach Entnahme aus Trockenschrank sofort komplett und zügig sieben (Sieb 250).<br>* Fantaschale mit gesiebter Mischung dann mit Alufolie abdecken. |
| | Herstelldokumentation (*Rückseite*) | * Siebvorgang für insgesamt 5 Minuten unterbrochen<br>* (Toilettengang um 8:00).<br>* Alle Substanzen abgedeckt!<br>* Personalhygiene erneut durchgeführt.<br>* Siebvorgang beendet.<br>* Alle Substanzen mit Alufolie abgedeckt! |
| d | Herstellungsvorschrift | * Wasserbad auf maximal ___ °C vorheizen.<br>* Vaselin auf Rezepturwaage einwiegen,<br>* vollständig schmelzen. |
| | Herstelldokumentation (*Rückseite*) | * Verwendetes Wasserbad ließ sich nicht aufheizen.<br>* Neues Wasserbad in Betrieb genommen. Wasserbad auf __ °C vorgeheizt und Vaselin bis zur vollständigen Schmelze erwärmt. |
| e | Herstellungsvorschrift | * Zu dem Gemisch Zinkoxid/Weizenstärke portionsweise geschmolzenes Vaselin zugeben.<br>* Sorgfältig zu einer Paste verreiben,<br>* Klumpenbildung vermeiden. |
| | Herstelldokumentation (*Rückseite*) | * Pulvermischung durch portionsweise Zugabe des Vaselins zu Paste verrieben<br>* Leichte Klumpenbildung festgestellt. |
| | In-Prozess-Kontrolle: Eintrag in Feld I | * Leichte Klumpenbildung. |
| f | Herstellungsvorschrift | * Bei Klumpenbildung auf einer Salbenmühle homogenisieren.<br>* Vollständig in das Abgabegefäß umfüllen.<br>* Vollständig konfektionieren.<br>* Abschlusskontrolle durchführen. |
| | Herstelldokumentation (*Rückseite*) | * Portionsweise durch die Salbenmühle geschickt. → Klumpen ließen sich vollständig mit der Salbenmühle entfernen.<br>* Auf Anraten des Apothekers nicht in Kruke, sondern in eine Tube gefüllt. |
| | In-Prozess-Kontrolle: Eintrag in Feld I | * Endprodukt klumpenfrei. |

| Arbeitsschritt 3: Bewertung der Herstelldokumentation inklusiv der In-Prozess-Kontrollen |
|---|
| Das Präparat konnte zwar mit Problemen im Arbeitsablauf, aber dennoch einwandfrei hergestellt werden.<br><br>Da eine korrekte Herstelldokumentation und aussagekräftige In-Prozess-Kontrolle erfolgte, konnten Vorgänge und Ereignisse (Präsentabilien), die zu einem nicht verkehrsfähigen Präparat geführt hätten, bereits während der Herstellung erkannt und geändert werden. |

| Arbeitsschritt 4: Bewertung des hergestellten Präparates |
|---|
| Das Präparat ist einwandfrei, die Freigabe wird bestätigt, da das Herstellungsprotokoll die „lege artis" Herstellung dokumentierte |

Ein **Herstellungsprotokoll** mit korrekter **Herstellungsvorschrift** und aussagekräftiger **Herstelldokumentation** und prägnanter **In-Prozess-Kontrollen** ist letztendlich Beweis für eine **lege artis** Herstellung.

Das unterschriebene Herstellungsprotokoll spiegelt dabei eindeutig die originäre Arbeitsweise des Herstellenden und insbesondere dessen persönliche Einstellung zum Arbeitsvorgang wider. Eine saubere lesbare Schrift, übersichtliche und unmissverständliche Terminologie sowie die vollständige gesetzeskonforme Kennzeichnung sind dabei obligatorisch.

### 10.3.6 Rezepturnotiz

Während bei der Defektur, der Großherstellung und der „verlängerten Rezeptur", die ja eine Sonderform der Defektur ist, immer ein Herstellungsprotokoll erforderlich ist, kann bei einer einfachen einzelnen Rezeptur eine Rezepturnotiz genügen.

In einer Rezepturnotiz (s. Abb. 2) kann die Dokumentation der Herstellung einer „Einzelanfertigung" sinnvoll, zweckmäßig und aussagekräftig dokumentiert werden. Das ist sinnvoll, denn im Rahmen der Arzneimittelhaftung durch den Herstellenden ist die ordnungsgemäße Herstellung nachzuweisen (Beweislastumkehr!). Es gilt der Grundsatz: Ein Patient muss nicht beweisen, dass die PTA etwas falsch gemacht hat, sondern der verantwortliche Apotheker muss belegen, dass er bzw. seine Mitarbeiter ordnungsgemäß gearbeitet haben.

**Rezepturnotiz .... (Vorderseite)**

Paticntenname: ____________________

Patientenvorname: ____________________

Patientengeburtsdatum: ____.____.____

Patientenanschrift: ____________________ Strasse ____ Nr.

____ PLZ ____________ Wohnort

____________________ Telefon / Handy

hier Kopie des Rezeptes einkleben oder anheften

Rezeptur verordnet von: ☐ Arzt ☐ Zahnarzt ☐ Tierarzt

☐ Heilpraktiker ☐ ____________

Praxisanschrift: ____________________ Strasse ____ Nr.

____ PLZ ____________ Wohnort

____________________ Telefon / Handy

Rezepturname: ____________________

Arzneiform: ☐ Teegemisch ☐ Pulver ☐ Kapseln ☐ Lösung ☐ Suppositorium ☐ Globuli ☐ Parenteralia ☐ Augentropfen

☐ Homöopathische Arzneiform ☐ Salbe ☐ Paste ☐ Gel ☐ Emulsion ☐ Suspension ☐ ____________

Rezeptform: ☐ verschreibungspflichtig ☐ apothekenpflichtig ☐ BTM (gesondertes Rezept) ☐ Tierarzneimittel

Literaturquelle: ☐ ohne ☐ NRF ____.____ ☐ THOMA ___ / ___ ☐ Hausrezept PTA Schule Mainz ☐ ____________

Plausibilitätsprüfung: ☐ durchgeführt ☐ Wirkstoffkonzentration Bestandteile ①②③④⑤ ___ zulässig ☐ WS / HS kompatibel

☐ Wirkstoffkonzentration Bestandteile ①②③④⑤ ___ nicht zulässig ☐ WS / HS inkompatibel

☐ Rücksprache mit Verordner durchgeführt am ____.____.____ um ___:___ Uhr

☐ nach Rücksprache mit ____________ Änderungen ①②③④⑤ ___ erlaubt

☐ daher WS / HS ____________ mit WS / HS ____________ ausgetauscht

☐ nach Rücksprache mit ____________ Änderungen ①②③④⑤ ___ ausdrücklich untersagt

☐ Herstellung wird dennoch wie ursprünglich verordnet hergestellt

☐ Herstellung wird abgelehnt, weil inkompatibel und nicht herstellbar

Dokumentation: ☐ olgende Rezeptur-Chargennummer vergeben ____________ ☐ ____________

Beschriftung: ☐ § 8 ApoBetrO ☐ § 14 ApoBetrO ☐ ____________

Abb. 2 a: Rezepturnotiz, Vorderseite

**Rezepturnotiz .... (Rückseite)**

| Ausgangsstoffe (Wirkstoff / Hilfsstoff | Soll-Einwaage (g) | Charge / Prüfnummer | Ist-Einwaage (g) | Namenszeichen |
|---|---|---|---|---|
| ① | | | | |
| ② | | | | |
| ③ | | | | |
| ④ | | | | |
| ⑤ | | | | |

**Herstellungsschritte:**

**In-Prozess-Kontrolle**

Konfektionierung:

☐ mit Zusatzetikett
☐ mit Beipackzettel / Gebrauchsanweisung, weil ①②③④⑤ ___ ein Fertigarzneimittel ist
☐ präzise Art der Anwendung genannt ☐ wirksame Bestandteile nach Art und Menge gelistet
☐ mit Warnhinweis „ethanolhaltig ab 0.05 g pro Einzeldosis" ☐ Stufe ___
☐ gefährliche physikalische Eigenschaften ☐ Gefahrstoffsymbole ☐ R-Sätze ☐ S-Sätze

☐ zusätzliche Hinweise sichtbar angebracht ☐ enthält Kortison(e) ☐ enthält Konservierungsstoff(e)
☐ Blindentastmarke ☐ verschreibungspflichtig
☐ ______________________
☐ Datum der Herstellung ☐ Datum der Aufbrauchfrist
☐ Name Apothekenleiter(in), Anschrift der Apotheke, Telefonnummer, Faxnummer

Abschlusskontrolle: Rezeptur ☐ verkehrsfähig
☐ nicht verkehrsfähig, weil ______________________

______________________
Name des Herstellenden, Unterschrift

Freigabe: Rezeptur ☐ ja, lege artis, ohne Beanstandung
☐ nein, nicht lege artis, weil ______________________

______________________
Name Apotheker(in), Unterschrift

Abb. 2 b: Rezepturnotiz, Rückseite

## 10.4 Kennzeichnung von Rezepturen und Defekturen

Da Rezepturen an die Patienten abgegeben werden und Defekturen zur Verwendung in der Apotheke bestimmt sind, sind an die Kennzeichnung der entsprechenden Produkte unterschiedliche Anforderungen zu stellen.

### 10.4.1 Kennzeichnung von Rezepturen

Rezepturen müssen vor der Abgabe an den Kunden gesetzeskonform gekennzeichnet werden. Bei Ringversuchen des Zentrallabors der Deutschen Apotheker (ZL) ist die Kennzeichnung immer ein Kriterium der Prüfung! Oftmals sind Rezepturen bei der Abgabe falsch, unvollständig oder fehlerhaft gekennzeichnet. Die nachstehenden Hinweise sollen die gröbsten Kennzeichnungsfehler vermeiden helfen.

Nach gültiger ApBetrO § 14 muss das verwendete Rezepturetikett (s. Abb. 3). immer in deutscher Sprache verfasst sein. Verwendet werden darf ein manuell geschriebenes oder ein mit einem Computerprogramm gedrucktes Rezepturetikett. Das eigentliche Rezepturetikett muss grundsätzlich fest auf dem Abgabegefäß aufgeklebt sein, muss dauerhaft halten (darf sich nicht von allein ablösen), wobei das Anheften mit Klebefilm nicht empfehlenswert ist.

#### Etikett mit Mindestangaben

Ein korrektes und gut lesbares Rezepturetikett (s. Peuke 2005) enthält immer folgende Mindestangaben:

- Angaben zur Apotheke:
  - Name der Apotheke,
  - Name des Apothekeninhabers,
  - Telefon- und Faxnummer der Apotheke.
- Art der Anwendung (zwingend erforderlich):
  - zum Auftragen auf die Haut,
  - zum Gurgeln, aber nicht Schlucken usw.
- Gebrauchsanweisung:
  - bei verschreibungspflichtigen Arzneimitteln zwingend,
  - bei rezeptpflichtigen Arzneimitteln nicht zwingend.
- Wirksame Bestandteile nach Art und Menge:
  - Wirkstoffe (immer):
    - Gewicht [mg],
    - Rauminhalt [ml],
    - Stückzahl.

  - Hilfsstoffe (wenn eine pharmakologische Wirkung zu vermuten ist):
    - Gewicht [mg/g],
    - Rauminhalt [ml/l].
- Kennzeichnung zur Laufzeit:
  - „Hergestellt am ..." (exaktes Herstellungsdatum),
  - „Verwendbar bis ..." (nicht mehr anwenden nach dem ...).
- Warn-/Gefahrenhinweise:
  - Gefahrenhinweise, wenn gefährliche physikalische Eigenschaften:
    - explosionsgefährlich,
    - hochentzündlich,
    - leichtentzündlich,
    - brandfördernd.
  - Gefahrstoffhinweise:
    - Gefahrensymbol,
    - Gefahrenbezeichnung,
    - R-Sätze, S-Sätze wenn hochentzündlich, explosionsgefährdend oder mehr als 125 ml Inhalt.
  - Brennbare Flüssigkeiten und Inhalt mehr als 300 ml:
    - Kennzeichnung nach VbF.
  - Ether und Benzin: Kennzeichnung immer nach VbF.
  - Alkoholhaltige Rezepturen: „Enthält ... % Alkohol" und bei Ethanolgehalt
    - 0,05 – 0,5 g maximale Einzeldosis mit Ethanolwarnstufe 1 versehen,
    - 0,5 – 3,0 g maximale Einzeldosis mit Ethanolwarnstufe 2 versehen,
    - mehr als 3,0 g maximale Einzeldosis mit Ethanolwarnstufe 3 versehen (vgl. Kap. 9.6).

| | | |
|---|---|---|
| <Name des Patienten> * <Geburtsdatum> | | |
| | Betamethason 17-valerat | 0,05 g |
| Creme zur äußerlichen Anwendung! | Citronensäurelösung 2,5 % | 2,50 g |
| | Natriumcitratlösung 2,5 % | 2,50 g |
| | Triclosan | 2,00 g |
| Lehr-Schule in Pulverhausen | Unguentum emulsificans aquosum ad | 100,0 g |
| Lehrstr. 5 | | |
| 55555 Pulverhausen | 28. 04. 2007 | |
| Team Musterapotheke | begrenzt haltbar | |

**Abb. 3:** Beispiel für ein ausgefülltes Rezepturetikett mit Mindestangaben

Wird in der Herstellung ein **Fertigarzneimittel** verwendet, darf niemals allein nur der Name des Fertigarzneimittels angegeben werden, sondern es müssen immer der oder die wirksamen Bestandteile des Fertigarzneimittels angegeben werden. Eine Kopie des Beipackzettels ist beizulegen.

**Etikett mit erweiterten Angaben**

Sind neben den gesetzlich vorgeschriebenen Angaben auf dem Rezepturetikett zahlreiche weitere erklärende und für den Patienten hilfreiche Angaben sinnvoll oder sogar erforderlich, dann sollte ein Rezepturetikett mit erweiterten Angaben verwendet werden (s. Abb. 4).

| | | |
|---|---|---|
| <Name des Patienten> * <Geburtsdatum> | | |
| | Betamethason 17-valerat | 0,05 g |
| Creme zur äußerlichen Anwendung! | Citronensäurelösung 2,5 % | 2,50 g |
| | Natriumcitratlösung 2,5 % | 2,50 g |
| | Triclosan | 2,00 g |
| 2mal täglich im Gesicht dünn Auftragen, nicht im Bereich der Augen anwenden! | Unguentum emulsificans aquosum ad | 100,0 g |
| | kortisonhaltig<br>Beipackzettel beachten<br>verschreibungspflichtig<br>hergestellt am 28. 04. 2007<br>verwendbar bis 28. 05. 2007 | |
| Lehr-Schule in Pulverhausen<br>Lehrstr. 5<br>55555 Pulverhausen<br>Team Musterapotheke | Arzneimittel für Kinder unzugänglich aufbewahren | |

**Abb. 4:** Beispiel für ein ausgefülltes Rezepturetikett mit erweiterten Angaben

Dieses ausführlichere Rezepturetikett gibt dem Patienten bessere Informationen zur eigens für ihn hergestellten Arzneiform. Im angegebenen Beispiel (Abb. 4) wird der Patient nicht nur darüber informiert, wie er die Creme anwenden soll, nämlich äußerlich, sondern er erfährt, dass er diese zweimal täglich dünn im Gesicht auftragen muss, jedoch unbedingt darauf achten soll, dass er die Bereiche um die Augen ausspart. Er erfährt außerdem, dass er ein Präparat mit Kortison verwendet und dass dies ein verschreibungspflichtiges Medikament ist, für das er daher bei erneutem Bedarf eine ärztliche Verschreibung (Rezept) benötigt. Er weiß, wie lange er die Creme zur Behandlung verwenden darf.

**Zusatzetiketten**

Ein Zusatzetikett sollte immer dann am Abgabegefäß angebracht werden, wenn die für den Patienten erforderlichen oder nützlichen Angaben nicht mehr auf das gesetzlich vorgeschriebene oder erweiterte Rezepturetikett passen (s. Abb. 5).

Die **Totaldeklaration** auf einem Zusatzetikett ermöglicht beispielsweise die vollständige korrekte Benennung aller verwendeten Grundlagen in einer Creme. Die Erklärung sollte auch in deutscher Sprache abgefasst werden. (Für ausländische Mitbürger wären Zusatzetikette in deren Heimatsprache denkbar.) Der Patient kann so über alle verwendeten Wirk- und Hilfsstoffe informiert werden, die bei ihm eventuell Allergien auslösen oder Wechselwirkungen mit anderen Medikamenten hervorrufen könnten.

Lehr-Schule in Pulverhausen

Zusatzetikett

Wichtige Information zu Ihrer Rezeptur, bitte sorgfältig lesen.

---

Unguentum emulsificans aquosum ad = wasserhaltige hydrophile Creme

In der individuell für Sie hergestellten Rezeptur sind folgende Bestandteile enthalten:

emulgierender Cetylstearylalkohol
dickflüssiges Paraffin
weiße Vaseline
Ethanol 90 %
Gereinigtes Wasser

---

Bitte achten Sie auf mögliche Unverträglichkeiten
Nach Ablauf der Verwendbarkeitsfrist bitte nicht mehr verwenden
Reste bitte umweltgerecht entsorgen (ggf. Resteabgabe an die Apotheke)
Arzneimittel vor Kindern unzugänglich aufbewahren

**Abb. 5:** Beispiel für ein ausgefülltes Zusatzetikett mit weiteren wichtigen Angaben

Für sehbehinderte Patienten ist das **tastbare Warnsymbol (Blindentastmarke)**, ein erhabenes Dreieck, obligatorisch. Es wird außen auf die Primärverpackung (Abgabegefäß) tastbar und fühlbar aufgeklebt (s. Abb. 6).

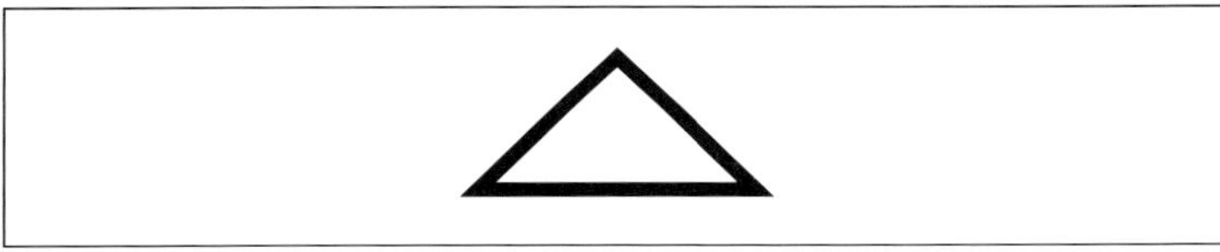

**Abb. 6:** Tastbares Warnsymbol (erhabene) Blindentastmarke

Leider werden sehr häufig statt der sinnvollen erweiterten Rezepturetiketten oder der Zusatzetiketten nur **Aufkleber mit einfachen Hinweisen** oder Verboten (s. Abb. 7) angebracht und diese dann oft „motivationslos" auf dem Abgabegefäß platziert.

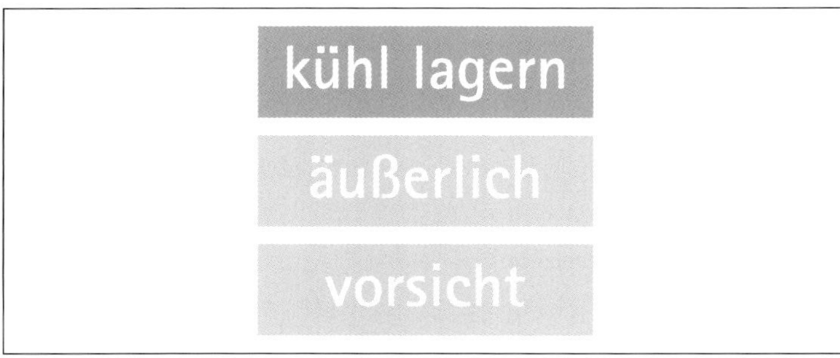


**Abb. 7:** Aufkleber mit Hinweisen und Verboten

Ähnliche Kennzeichnungen gibt es in vielfältiger Form. Diese können direkt auf das Abgabegefäß aufgeklebt oder angeheftet werden. Solche einfachen Etiketten können entweder von Etikettenherstellern erworben oder preisgünstig mit dem eigenen Computer je nach Bedarf modifiziert und dann selbst ausgedruckt werden. Die in Abb. 7 gezeigten Aufkleber „kühl lagern", „äußerlich" und „Vorsicht" sind lediglich Beispiele, die häufig noch durch andere Etiketten ergänzt werden. Diese können sinnvoll sein oder mehr oder weniger verwirrende Informationen beinhalten.

**Sinnvolle Ergänzungen** oder Informationen wären etwa:

- vor dem Gebrauch schütteln,
- nur bei Raumtemperatur aufbewahren,
- vor Licht geschützt aufbewahren,
- beeinträchtigt die Fahrtüchtigkeit.

**Verwirrende Ergänzungen** oder Informationen sind dagegen:

- begrenzt haltbar,
- zum alsbaldigen Gebrauch,
- vorsichtig anwenden.

### Rezepturen mit Konservierungsstoffen

Sind in einer Rezeptur zusätzlich Konservierungsstoffe enthalten, müssen diese **immer** auf dem Etikett aufgeführt werden. Namen und Mengen der enthaltenen Konservierungsstoffe sind anzugeben (enthält x g Nipasol oder enthält y % Nipasol). Die Angaben in % beziehen sich immer auf das in der Rezeptur enthaltene Lösungsmittel.

**Beispiel**

Die Rezeptur enthält 85 g Wasser und 0,09 g Nipasol®.

Berechnung der Konservierung:

0,09 g Nipasol® in 85,0 g Lösung

x g Nipasol® in 100,0 g Lösung

$$x = \frac{(0,09\,g \times 100,0\,g)}{85,0\,g}$$

= 0,106 g Nipasol® in 100 g Wasser

= gerundet 0,11 % Nipasol® als Konservierungsmittel

Auf dem Etikett ist daher zusätzlich folgende Angabe erforderlich:

**Konserviert mit 0,11 % Nipasol®**

### Rezepturen mit gefährlichen physikalischen Eigenschaften

Werden in einer Rezeptur auch Substanzen mit gefährlichen physikalischen Eigenschaften verwendet, dann müssen diese bei der Abgabe mit Gefahrstoffsymbolen (s. Abb. 8) sowie mit den jeweiligen Risikosätzen (R-Sätzen) und Sicherheitsratschlägen (S-Sätzen) gekennzeichnet sein. Gefährliche physikalische Eigenschaften sind

- leichtentzündlich, hochentzündlich
- explosionsgefährlich, brandfördernd

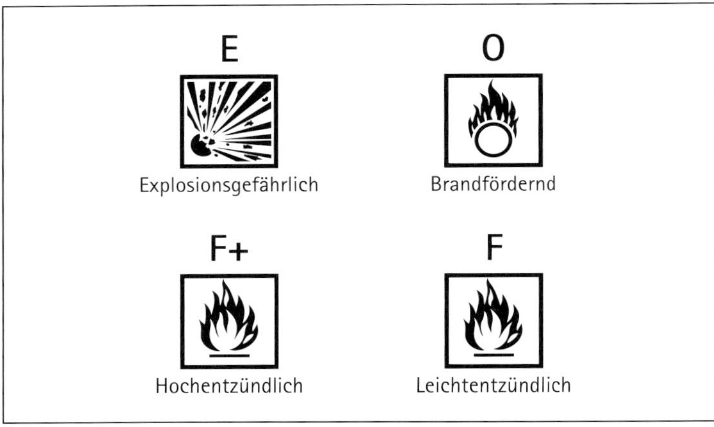


**Abb. 8:** Gefahrstoffsymbole für gefährliche physikalische Eigenschaften

Leicht- und hochentzündliche Rezepturen müssen immer nach der **Verordnung für brennbare Flüssigkeiten (VbF)** gekennzeichnet werden. Eine Blindentastmarke zusätzlich auf das Abgabegefäß zu kleben, wird dringend empfohlen, ist jedoch nicht gesetzlich vorgeschrieben!

### Rezepturen mit Isopropanol oder Ethanol zur äußerlichen Anwendung

Werden Isopropanol oder Ethanol in einer Rezeptur verwendet und dabei festgelegte Konzentrationsgrenzen überschritten, dann muss die gefährliche physikalische Eigenschaft „leichtentzündlich" mit einem Gefahrstoffsymbol ausgewiesen werden. Die exakten Angaben sind beispielsweise dem Gefahrstoffprogramm DAV (Kaufmann/Schult 1996–2006) oder dem aktuellen Gefahrstoffverzeichnis (Hörath 2007, Gefahrstoffverzeichnis) zu entnehmen.

### Rezepturen mit Ethanol zur innerlichen Anwendung

Wird in einer Rezeptur Ethanol verwendet und die Rezeptur wird innerlich angewendet, dann ist die Beschriftung nach **Arzneimittel-Warnhinweisverordnung (AMWarnV)** erforderlich. Die Kennzeichnung ist immer von der eingesetzten Menge an Alkohol in Gramm oder der Konzentration an Ethanol im Verhältnis zum vorhandenen Wasser abhängig.

- Ethanol zu innerlichen Anwendung ist immer zu deklarieren.
- Auf dem Abgabegefäß müssen die Ethanol-Warnhinweise angegeben sein.

Die in einer Rezeptur enthaltene Konzentration [g pro Dosis] an Ethanol muss **immer** auf dem Etikett mit zusätzlichen **Ethanol-Warnhinweisen** angegeben sein (siehe NRF I.3.3. und S. 74 ff.), sie muss jedoch oftmals zuvor aus der angegebenen Rezeptur berechnet werden.

**Beispiel**
Rp.

| | |
|---|---|
| Stoff a | 0,360 g |
| Stoff b | 0,240 g |
| Stoff c | 0,036 g |
| Stoff d | 29,400 g |
| Stoff e | 0,060 g |
| Gereinigtes Wasser | — |
| Ethanol 80 % (*V/V*) | aa ad 120,0 g |

M.f.solutio: S. 1-mal tägl. 1 Messlöffel einnehmen.

Verwendet werden soll Ethanol 80 % (*V/V*), die Berechnung ist auf S. 75 ff. beschrieben. Arbeitschritte 1–7 werden nachfolgend ohne Berechnung aufgeführt.

### Arbeitsschritte zur Bestimmung des erforderlichen Ethanol-Warnhinweises

| | |
|---|---|
| Schritt 1 | Ablesen in der Ethanoltabelle<br>(= Umrechnen von Volumen- in Masseprozent) |
| Schritt 2 | Berechnung der Ethanolmenge in der Rezeptur |
| Schritt 3 | Berechnung des Ethanolgehaltes (%-*m/m*) in der Rezeptur |
| Schritt 4 | Ablesen in der Ethanoltabelle<br>(= Umrechnen von Masse in Volumenprozent) |
| Schritt 5 | Berechnen der Ethanolmenge, die eine Einzeldosis enthält |
| Schritt 6 | In der Arzneimittel-Warnhinweisverordnung NRF I.3.3. nachsehen |
| Schritt 7 | Angaben aus NRF I.3.3. anbringen |

### 10.4.2 Kennzeichnung von Defekturen

Defekturen verbleiben in speziellen Gefäßen zur Aufbewahrung in der Regel in der Apotheke. Es geht hier also um die Kennzeichnung von Standgefäßen, die mit Grundstoffen, Hilfsstoffen oder Bulkware befüllt sind, welche zur weiteren Herstellung von Rezepturen verwendet werden (s. Abb. 9).

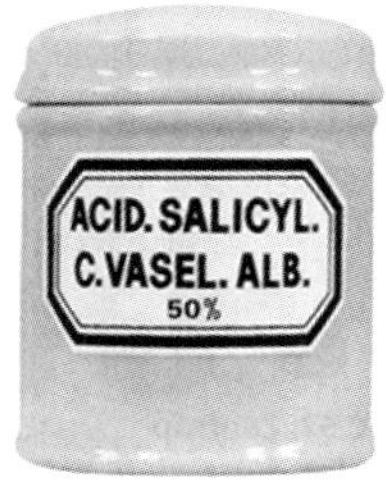


**Abb. 9:** Standgefäß

In § 16 der ApBetrO ist ausdrücklich vorgeschrieben, dass solche Vorratsbehältnisse mit **gut lesbaren** (gedruckten) sowie **dauerhaften Aufschriften** versehen sein müssen.

Die Inhalte sind eindeutig zu bezeichnen. Zu verwenden ist generell eine gebräuchliche wissenschaftliche Bezeichnung (lateinisch, deutsch). Der Inhalt ist durch zusätzliche Angaben zu kennzeichnen, soweit dies zur Feststellung der Qualität und zur Vermeidung von Verwechslungen erforderlich ist. Die nachstehenden Hinweise erleichtern die Kennzeichnung solcher Vorratsgefäße (s. Abb. 10).

Die Gefäßoberfläche ist als eindeutige Informationsplattform für den Anwender in der Apotheke zu verstehen. Alle notwendigen und sinnvollen Daten zum abgefüllten Inhalt müssen auf dem Gefäß angegeben sein.

Um eine Verbindung zum Prüfprotokoll der gelieferten Ware oder zum Herstellungsprotokoll der angefertigten Bulkware herzustellen, wird die **Chargenbezeichnung** des Inhalts der gelieferten Ware oder eine eigene Chargennummer auf dem Vorratsgefäß, in das abgefüllt wird, übernommen.

Ein im Prüfprotokoll der gelieferten Ware vermerktes **Verwendbarkeitsdatum** ist zwar über die Chargenbezeichnung zugänglich. Einfacher ist es

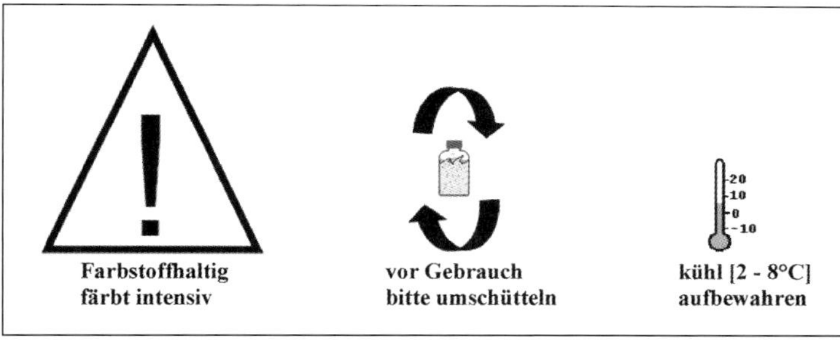


**Abb. 10:** Angaben zur Qualität bzw. Vermeidung von Verwechslungen

jedoch, direkt bei der Verwendung des Gefäßes einen Hinweis zu bekommen, wie lange der Inhalt noch verwendet werden kann.

Werden auf Behältnissen mit Ausgangssubstanzen zur Arzneimittelherstellung Angaben zur üblichen Dosierung gemacht, lassen sich auf einen Blick entsprechende Rezepturen damit vergleichen. So wird man auf mögliche Fehldosierungen aufmerksam, ohne erst zeitaufwendig in Dosierungstabellen nachsehen zu müssen. Soweit für ein Arzneimittel größte Einzel- oder Tagesgaben gesetzlich festgelegt sind, müssen diese auf den Vorratsbehältnissen angegeben werden (§ 16 (2) ApBetrO).

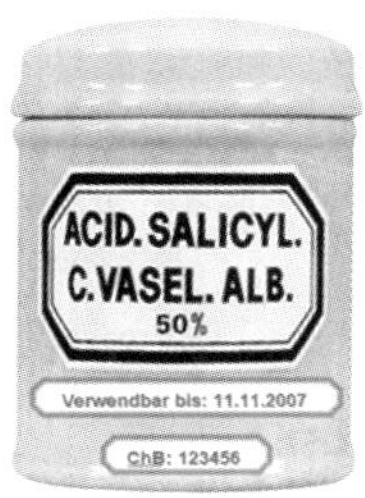


**Abb. 11:** Standgefäß mit Angaben zu Charge und Verwendbarkeitsdatum

Handelt es sich beim Inhalt von Vorratsgefäßen um Arzneimittel zur unmittelbaren Abfüllung im Kundenverkehr (Glaubersalz, Baldriantinktur etc.), steht die erforderliche Dosierung, die ohnehin auf das Behältnis des Kunden übertragen wird, auf diese Weise direkt zur Verfügung. Sind zudem Preisangaben zu Abfüllungen nicht schnell über das Warenbewirtschaftungssystem abrufbar, erspart eine kleine Aufstellung auf dem Vorratsbehältnis mit den aktuellen Preisen der gängigen Mengen eine Berechnung. Wartezeiten für Kunden werden verringert. Generell sollte daran gedacht werden, die Preise regelmäßig zu aktualisieren (s. Abb. 12).

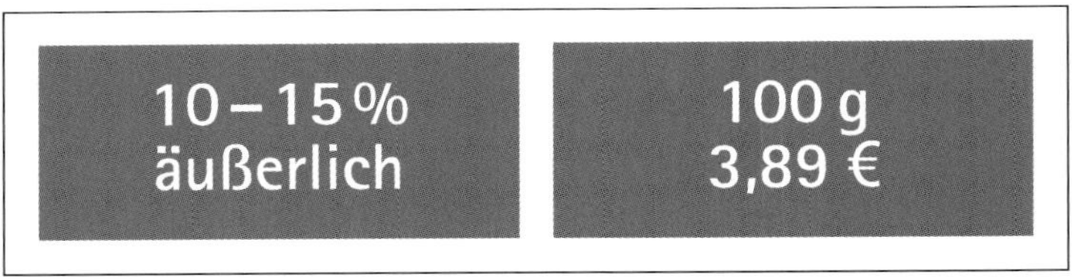


**Abb. 12:** Hinweisschilder für Standgefäße

Vorratsgefäße mit Arzneistoffen sind gemäß § 16 (3) ApBetrO in unterschiedlichen Schrift- bzw. Hintergrundfarben zu kennzeichnen (s. Abb. 13 a-c). Unterschieden werden

- **Indifferentia → schwarze Schrift auf weißem Hintergrund**,
- **Separanda → rote Schrift auf weißem Hintergrund**
  (laut Arzneibuch „vorsichtig zu lagern"),
- **Venena → weiße Schrift auf schwarzem Hintergrund**
  (laut Arzneibuch „sehr vorsichtig zu lagern").

Handelt es sich beim Inhalt von Vorratsgefäßen um Arzneimittel, die als Substanzen auch der Gefahrstoffverordnung unterliegen, sind besondere Kennzeichnungen zu beachten. Die Gefahrstoffverordnung steht hierbei über dem Arzneimittelgesetz. Informationen zur korrekten Kennzeichnung kann man der EG-Stoffliste, den Sicherheitsdatenblättern sowie dem Gefahrstoffprogramm des DAV oder dem aktuellen Gefahrstoffverzeichnis entnehmen.

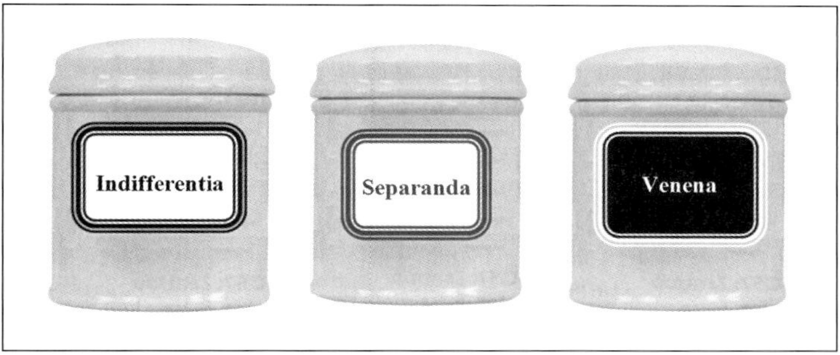


Abb. 13: Standgefäße mit Indifferentia (a), Separanda (b), Venena (c)

# 11 Preisbildung für Arzneimittel, Taxieren

Die Arzneimittelpreisverordnung (AMPreisV) vom 14.11.1980 regelt die Preisgestaltung in den Apotheken. Die meisten Apotheken besitzen heute die entsprechende Software, um die Fertigarzneimittel und Zubereitungen korrekt auszupreisen. Diese Software muss natürlich von Zeit zu Zeit aktualisiert werden.

Im Folgenden werden einige ausgewählte Paragrafen der AMPreisV angeführt (können bei Drucklegung geändert sein).

### Großhandelszuschläge für Fertigarzneimittel (§ 2)

- Anwendung am Menschen

| | | | | |
|---|---|---|---|---|
| bis | 3,00 € | | | 15,00 % |
| von | 3,01 € | bis | 3,74 € | 0,45 € |
| von | 3,75 € | bis | 5,00 € | 12,00 % |
| von | 5,01 € | bis | 6,66 € | 0,60 € |
| von | 6,67 € | bis | 9,00 € | 9,00 % |
| von | 9,01 € | bis | 11,56 € | 0,81 € |
| von | 11,57 € | bis | 23,00 € | 7,00 % |
| von | 23,01 € | bis | 26,82 € | 1,61 € |
| von | 26,83 € | bis | 1.200,00 € | 6,00 % |
| ab | 1.200,01 € | | | 72,00 € |

- Anwendung am Tier

| | | | | |
|---|---|---|---|---|
| bis | 0,84 € | | | 21,0 % (Spanne 17,4 %) |
| von | 0,85 € | bis | 0,88 € | 0,18 € |
| von | 0,89 € | bis | 1,70 € | 20,0 % (Spanne 16,7 %) |
| von | 1,71 € | bis | 1,74 € | 0,34 € |
| von | 1,75 € | bis | 2,56 € | 19,5 % (Spanne 16,3 %) |
| von | 2,57 € | bis | 2,63 € | 0,50 € |
| von | 2,61 € | bis | 3,65 € | 19,0 % (Spanne 16,0 %) |
| von | 3,66 € | bis | 3,75 € | 0,70 € |
| von | 3,76 € | bis | 6,03 € | 18,5 % (Spanne 15,6 %) |
| von | 6,04 € | bis | 6,20 € | 1,12 € |
| von | 6,21 € | bis | 9,10 € | 18,0 % (Spanne 15,3 %) |
| von | 9,11 € | bis | 10,92 € | 1,64 € |
| von | 10,93 € | bis | 44,46 € | 15,0 % (Spanne 13,0 %) |
| von | 44,47 € | bis | 55,58 € | 6,67 € |
| von | 55,59 € | bis | 684,76 € | 12,0 % (Spanne 10,7 %) |
| ab | 684,77 € | | | 3,0 %, zzgl. 61,63 € |

Zu diesen Preisen muss noch die Umsatzsteuer aufgeschlagen werden.

**Apothekenzuschläge für Fertigarzneimittel (§ 3)**
Der Festzuschlag ist zu erheben

- bei Fertigarzneimitteln, die vom Großhandel beziehbar sind, auf den Betrag, der sich aus der Zusammenrechnung des bei Belieferung des Großhandels geltenden Herstellerabgabepreises (ohne die Umsatzsteuer) und des darauf entfallenden Großhandelshöchstzuschlages nach § 2 ergibt,
- bei Fertigarzneimitteln, die nur vom Hersteller beziehbar sind, auf den bei Belieferung der Apotheken geltenden Herstellerabgabepreis ohne die Umsatzsteuer.
- Anwendung am Menschen
  Apothekenabgabepreis: Festzuschlag (wie oben) von 3 %, zzgl. 8,10 € und Umsatzsteuer
- Anwendung am Tier
  bei Fertigarzneimitteln, die eigentlich für die Anwendung am Menschen bestimmt sind:
  Apothekenabgabepreis: Festzuschlag (wie oben) von 3 %, zzgl. 8,10 € (höchstens) zuzüglich Umsatzsteuer

bei Fertigarzneimitteln für die Anwendung am Tier

| | | | | |
|---|---|---|---|---|
| bis | 1,22 € | | | 68,0 % (Spanne 40,5 %) |
| von | 1,23 € | bis | 1,34 € | 0,83 € |
| von | 1,35 € | bis | 3,88 € | 62,0 % (Spanne 38,3 %) |
| von | 3,89 € | bis | 4,22 € | 2,41 € |
| von | 4,23 € | bis | 7,30 € | 57,0 % (Spanne 36,3 %) |
| von | 7,31 € | bis | 8,67 € | 4,16 € |
| von | 8,68 € | bis | 12,14 € | 48,0 % (Spanne 32,4 %) |
| von | 12,15 € | bis | 13,55 € | 5,83 € |
| von | 13,56 € | bis | 19,42 € | 43,0 % (Spanne 30,1 %) |
| von | 19,43 € | bis | 22,57 € | 8,35 € |
| von | 22,58 € | bis | 29,14 € | 37,0 % (Spanne 27,0 %) |
| von | 29,15 € | bis | 35,94 € | 10,78 € |
| von | 35,95 € | bis | 543,91 € | 30,0 % (Spanne 23,1 %) |
| ab | 543,92 € | | | 8,263 %, zzgl. 118,24 € |

Zu diesen Preisen muss noch die Umsatzsteuer aufgeschlagen werden.

### Apothekenzuschläge für Stoffe (§ 4)

Bei der Abgabe eines Stoffes, der in Apotheken in unverändertem Zustand umgefüllt, abgefüllt, abgepackt oder gekennzeichnet wird, sind ein Festzuschlag von 100 % (Spanne 50 %) auf die Apothekeneinkaufspreise ohne Umsatzsteuer für Stoff und erforderliche Verpackung sowie die Umsatzsteuer zu erheben.

Auszugehen ist von dem Apothekeneinkaufspreis der abzugebenden Menge des Stoffes, wobei der Einkaufspreis der üblichen Abpackung maßgebend ist.

### Apothekenzuschläge für Zubereitungen aus Stoffen (§ 5)

(1) Zu erheben sind: ein Festzuschlag von 90 % auf die Apothekeneinkaufspreise ohne Umsatzsteuer für Stoffe und erforderliche Verpackung, ein Rezepturzuschlag nach Absatz (3) und die Umsatzsteuer.

(2) Auszugehen ist von den Apothekeneinkaufspreisen der für die Zubereitung erforderlichen Mengen an Stoffen und Fertigarzneimitteln. Maßgebend ist bei Stoffen der Einkaufspreis der üblichen Abpackung, bei Fertigarzneimitteln der Einkaufspreis der erforderlichen Packungsgröße (siehe § 3, Festzuschlag).

(3) Rezepturzuschläge

2,50 € für Herstellung eines Arzneimittels durch Zubereitung aus einem oder mehreren Stoffen bis zur Grundmenge von **500 g**; Anfertigung eines gemischten Tees, Herstellung einer Lösung ohne Anwendung von Wärme, Mischen von Flüssigkeit bis zur Grundmenge von **300 g**.

5,00 € für Anfertigung von Pudern, ungeteilten Pulvern, Salben, Pasten, Suspensionen und Emulsionen bis zur Grundmenge von **200 g**; Anfertigung von Lösungen unter Anwendung von Wärme, Mazerationen, Aufgüssen und Abkochungen bis zur Grundmenge von **300 g**.

7,50 € für Anfertigung von Pillen, Tabletten und Pastillen bis zur Grundmenge von **50 Stück**; Anfertigung von abgeteilten Pulvern, Zäpfchen, Vaginal-Kugeln und Füllen von Kapseln bis zur Grundmenge von **12 Stück**; Anfertigung von Arzneimitteln mit Durchführung einer Sterilisation, Sterilfiltration oder aseptischen Zubereitung bis zur Grundmenge von **300 g**; Zuschmelzen von Ampullen bis zur Grundmenge von **6 Stück**.

Für jede über die Grundmenge hinausgehende kleinere bis gleich große Menge erhöht sich der Rezepturzuschlag um jeweils 50 %.

### Notdienst (§ 6)

Die Apotheken können einen zusätzlichen Betrag von 2,50 € einschließlich Umsatzsteuer berechnen.

### Betäubungsmittel (§ 7)

Die Apotheken können einen zusätzlichen Betrag von 0,26 € einschließlich Umsatzsteuer berechnen.

### Sonderbeschaffung (§ 8)

Zusätzliche Kosten (Telefonkosten, Zölle usw.) und die Kosten zur Beschaffung von Arzneimitteln, die üblicherweise weder in Apotheken noch beim Großhandel vorrätig sind, können mit Zustimmung des Kostenträgers gesondert berechnet werden.

### Zuschläge der Tierärzte (§ 10)

Die Preisgestaltung für Arzneimittel zur Anwendung am Tier ist in den voranstehenden Paragrafen aufgeführt.

Liegt der für den Zuschlag maßgebliche Betrag über 51,13 €, dann sind für diesen Betrag folgende Zuschläge zu erheben:

| | |
|---|---|
| von 51,13 € bis 127,82 € höchstens | 25 % |
| von mehr als 127,82 € höchstens | 20 % |

Für weitergehende Informationen wird auf den Gesetzestext [Arzneimittelpreisverordnung (AMPreisV)] verwiesen.

# Anhang

## 1 Gefahrsymbole: R-, S- und E-Sätze

### 1.1 Gefahrsymbole

T+
(von engl.: toxic)
sehr giftig

Xn
gesundheitsschädlich

T
Giftig

Xi
(das i von Xi: von engl.: irritant)
reizend

F (F+)
(von engl.: flammable)
Entzündlich

O
brandfördernd

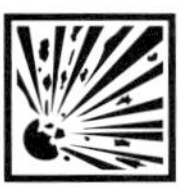

E
(von engl.: explosive)
Explosionsgefährlich

C
(von engl.: corrosive)
ätzend

N
umweltgefährlich

### 1.2 R-, S- und E-Sätze

R-Sätze steht für die Abkürzung Risiko-Sätze. Das sind standardisierte Hinweise auf besondere Gefahren, die bei gebräuchlicher Handhabung und Verwendung gefährlicher Stoffe und Zubereitungen auftreten können.

R-Sätze werden bei der Kennzeichnung von Gefahrstoffen angegeben, z.B. auf der Verpackung. Hierbei sind auch Kombinationen mehrerer R-Sätze möglich.

**S-Sätze** sind standardisierte Sicherheitsvorschläge. Sie geben Hinweise auf notwendige Vorsichtsmaßnahmen für die Handhabung und Verwendung von gefährlichen Stoffen. S-Sätze sind bei der Kennzeichnung von Gefahrstoffen anzuwenden.

**E-Sätze** geben Ratschläge für die sachgemäße Entsorgung von Chemikalien und gefährlichen Stoffen

## R-Sätze

| | |
|---|---|
| R1 | In trockenem Zustand explosionsfähig. |
| R2 | Durch Schlag, Reibung, Feuer oder andere Zündquellen explosionsfähig. |
| R3 | Durch Schlag, Reibung, Feuer oder andere Zündquellen besonders explosionsfähig. |
| R4 | Bildet hochempfindliche explosionsfähige Metallverbindungen. |
| R5 | Beim Erwärmen explosionsfähig. |
| R6 | Mit und ohne Luft explosionsfähig. |
| R7 | Kann Brand verursachen. |
| R8 | Feuergefahr bei Berührung mit brennbaren Stoffen. |
| R9 | Explosionsgefahr bei Mischung mit brennbaren Stoffen. |
| R10 | Entzündlich. |
| R11 | Leichtentzündlich. |
| R12 | Hochentzündlich. |
| R14 | Reagiert heftig mit Wasser. |
| R15 | Reagiert mit Wasser unter Bildung hochentzündlicher Gase. |
| R16 | Explosionsfähig in Mischung mit brandfördernden Stoffen. |
| R17 | Selbstentzündlich an der Luft. |
| R18 | Bei Gebrauch Bildung explosionsfähiger/leichtentzündlicher Dampf-Luft-Gemische möglich. |
| R19 | Kann explosionsfähige Peroxide bilden. |
| R20 | Gesundheitsschädlich beim Einatmen. |
| R21 | Gesundheitsschädlich bei Berührung mit der Haut. |
| R22 | Gesundheitsschädlich beim Verschlucken. |
| R23 | Giftig beim Einatmen. |
| R24 | Giftig bei Berührung mit der Haut. |
| R25 | Giftig beim Verschlucken. |
| R26 | Sehr giftig beim Einatmen. |

| | |
|---|---|
| R27 | Sehr giftig bei Berührung mit der Haut. |
| R28 | Sehr giftig beim Verschlucken. |
| R29 | Entwickelt bei Berührung mit Wasser giftige Gase. |
| R30 | Kann bei Gebrauch leicht entzündlich werden. |
| R31 | Entwickelt bei Berührung mit Säure giftige Gase. |
| R32 | Entwickelt bei Berührung mit Säure sehr giftige Gase. |
| R33 | Gefahr kumulativer Wirkungen. |
| R34 | Verursacht Verätzungen. |
| R35 | Verursacht schwere Verätzungen. |
| R36 | Reizt die Augen. |
| R37 | Reizt die Atmungsorgane. |
| R38 | Reizt die Haut. |
| R39 | Ernste Gefahr irreversiblen Schadens. |
| R40 | Irreversibler Schaden möglich. |
| R41 | Gefahr ernster Augenschäden. |
| R42 | Sensibilisierung durch Einatmen möglich. |
| R43 | Sensibilisierung durch Hautkontakt möglich. |
| R44 | Explosionsgefahr bei Erhitzen unter Einschluss. |
| R45 | Kann Krebs erzeugen. |
| R46 | Kann vererbbare Schäden verursachen. |
| R48 | Gefahr ernster Gesundheitsschäden bei längerer Exposition. |
| R49 | Kann Krebs erzeugen beim Einatmen. |
| R50 | Sehr giftig für Wasserorganismen. |
| R51 | Giftig für Wasserorganismen. |
| R52 | Schädlich für Wasserorganismen. |
| R53 | Kann in Gewässern längerfristig schädliche Wirkung haben. |
| R54 | Giftig für Pflanzen. |
| R55 | Giftig für Tiere. |
| R56 | Giftig für Bodenorganismen. |
| R57 | Giftig für Bienen. |
| R58 | Kann längerfristig schädliche Wirkungen auf die Umwelt haben. |
| R59 | Gefahr für die Ozonschicht. |
| R60 | Kann die Fortpflanzungsfähigkeit beeinträchtigen. |
| R61 | Kann das Kind im Mutterleib schädigen. |
| R62 | Kann möglicherweise die Fortpflanzungsfähigkeit beeinträchtigen. |
| R63 | Kann das Kind im Mutterleib möglicherweise schädigen. |
| R64 | Kann Säuglinge über die Muttermilch schädigen. |

| | |
|---|---|
| R65 | Gesundheitsschädlich: Kann beim Verschlucken Lungenschäden verursachen. |
| R66 | Wiederholter Kontakt kann zu spröder oder rissiger Haut führen. |
| R67 | Dämpfe können Schläfrigkeit und Benommenheit verursachen. |

**Kombinationen der R-Sätze**

| | |
|---|---|
| R14/15 | Reagiert heftig mit Wasser unter Bildung hochentzündlicher Gase. |
| R15/29 | Reagiert mit Wasser unter Bildung giftiger und hochentzündlicher Gase. |
| R20/21 | Gesundheitsschädlich beim Einatmen und bei Berührung mit der Haut. |
| R21/22 | Gesundheitsschädlich bei Berührung mit der Haut und beim Verschlucken. |
| R20/22 | Gesundheitsschädlich beim Einatmen und Verschlucken. |
| R20/21/22 | Gesundheitsschädlich beim Einatmen, Verschlucken und bei Berührung mit der Haut. |
| R21/22 | Gesundheitsschädlich bei Berührung mit der Haut und beim Verschlucken. |
| R23/24 | Giftig beim Einatmen und bei Berührung mit der Haut. |
| R24/25 | Giftig bei Berührung mit der Haut und beim Verschlucken. |
| R23/25 | Giftig beim Einatmen und Verschlucken. |
| R23/24/25 | Giftig beim Einatmen, Verschlucken und bei Berührung mit der Haut. |
| R24/25 | Giftig bei Berührung mit der Haut und beim Verschlucken. |
| R26/27 | Sehr giftig beim Einatmen und bei Berührung mit der Haut. |
| R27/28 | Sehr giftig bei Berührung mit der Haut und beim Verschlucken. |
| R26/28 | Sehr giftig beim Einatmen und Verschlucken. |
| R26/27/28 | Sehr giftig beim Einatmen, Verschlucken und bei Berührung mit der Haut. |
| R36/37 | Reizt die Augen und die Atmungsorgane. |
| R37/38 | Reizt die Atmungsorgane und die Haut. |
| R36/38 | Reizt die Augen und die Haut. |
| R36/37/38 | Reizt die Augen, Atmungsorgane und die Haut. |
| R39/23 | Giftig: Ernste Gefahr irreversiblen Schadens durch Einatmen. |
| R39/24 | Giftig: Ernste Gefahr irreversiblen Schadens bei Berührung mit der Haut. |
| R39/25 | Giftig: Ernste Gefahr irreversiblen Schadens durch Verschlucken. |

| | |
|---|---|
| R39/23/24 | Giftig: Ernste Gefahr irreversiblen Schadens durch Einatmen und bei Berührung mit der Haut. |
| R39/23/25 | Giftig: Ernste Gefahr irreversiblen Schadens durch Einatmen und durch Verschlucken. |
| R39/24/25 | Giftig: Ernste Gefahr irreversiblen Schadens bei Berührung mit der Haut und durch Verschlucken. |
| R39/23/24/25 | Giftig: Ernste Gefahr irreversiblen Schadens durch Einatmen, Berührung mit der Haut und durch Verschlucken. |
| R39/26 | Sehr giftig: Ernste Gefahr irreversiblen Schadens durch Einatmen. |
| R39/27 | Sehr giftig: Ernste Gefahr irreversiblen Schadens bei Berührung mit der Haut. |
| R39/28 | Sehr giftig: Ernste Gefahr irreversiblen Schadens durch Verschlucken. |
| R39/26/27 | Sehr giftig: Ernste Gefahr irreversiblen Schadens durch Einatmen und bei Berührung mit der Haut. |
| R39/26/28 | Sehr giftig: Ernste Gefahr irreversiblen Schadens durch Einatmen und durch Verschlucken. |
| R39/27/28 | Sehr giftig: Ernste Gefahr irreversiblen Schadens bei Berührung mit der Haut und durch Verschlucken. |
| R39/26/27/28 | Giftig: Ernste Gefahr irreversiblen Schadens durch Einatmen, Berührung mit der Haut und durch Verschlucken. |
| R40/20 | Gesundheitsschädlich: Möglichkeit irreversiblen Schadens durch Einatmen. |
| R40/21 | Gesundheitsschädlich: Möglichkeit irreversiblen Schadens bei Berührung mit der Haut. |
| R40/22 | Gesundheitsschädlich: Möglichkeit irreversiblen Schadens durch Verschlucken. |
| R40/20/21 | Gesundheitsschädlich: Möglichkeit irreversiblen Schadens durch Einatmen und bei Berührung mit der Haut. |
| R40/20/22 | Gesundheitsschädlich: Möglichkeit irreversiblen Schadens durch Einatmen und durch Verschlucken. |
| R40/21/22 | Gesundheitsschädlich: Möglichkeit irreversiblen Schadens bei Berührung mit der Haut und durch Verschlucken. |
| R40/20/21/22 | Gesundheitsschädlich: Möglichkeit irreversiblen Schadens durch Einatmen, Berührung mit der Haut und durch Verschlucken. |
| R42/43 | Sensibilisierung durch Einatmen und Hautkontakt möglich. |

| | |
|---|---|
| R48/20 | Gesundheitsschädlich: Gefahr ernster Gesundheitsschäden bei längerer Exposition durch Einatmen. |
| R48/21 | Gesundheitsschädlich: Gefahr ernster Gesundheitsschäden bei längerer Exposition durch Berührung mit der Haut. |
| R48/22 | Gesundheitsschädlich: Gefahr ernster Gesundheitsschäden bei längerer Exposition durch Verschlucken. |
| R48/20/21 | Gesundheitsschädlich: Gefahr ernster Gesundheitsschäden bei längerer Exposition durch Einatmen und durch Berührung mit der Haut. |
| R48/20/22 | Gesundheitsschädlich: Gefahr ernster Gesundheitsschäden bei längerer Exposition durch Einatmen und durch Verschlucken. |
| R48/21/22 | Gesundheitsschädlich: Gefahr ernster Gesundheitsschäden bei längerer Exposition durch Berührung mit der Haut und durch Verschlucken. |
| R48/20/21/22 | Gesundheitsschädlich: Gefahr ernster Gesundheitsschäden bei längerer Exposition durch Einatmen, Berührung mit der Haut und durch Verschlucken. |
| R48/23 | Giftig: Gefahr ernster Gesundheitsschäden bei längerer Exposition durch Einatmen. |
| R48/24 | Giftig: Gefahr ernster Gesundheitsschäden bei längerer Exposition durch Berührung mit der Haut. |
| R48/25 | Giftig: Gefahr ernster Gesundheitsschäden bei längerer Exposition durch Verschlucken. |
| R48/23/24 | Giftig: Gefahr ernster Gesundheitsschäden bei längerer Exposition durch Einatmen und durch Berührung mit der Haut. |
| R48/23/25 | Giftig: Gefahr ernster Gesundheitsschäden bei längerer Exposition durch Einatmen und durch Verschlucken. |
| R48/24/25 | Giftig: Gefahr ernster Gesundheitsschäden bei längerer Exposition durch Berührung mit der Haut und durch Verschlucken. |
| R48/23/24/25 | Giftig: Gefahr ernster Gesundheitsschäden bei längerer Exposition durch Einatmen, Berührung mit der Haut und durch Verschlucken. |
| R50/53 | Sehr giftig für Wasserorganismen, kann in Gewässern längerfristig schädliche Wirkung haben. |
| R52/53 | Schädlich für Wasserorganismen, kann in Gewässern längerfristig schädliche Wirkung haben. |

## S-Sätze

| | |
|---|---|
| S1 | Unter Verschluss aufbewahren. |
| S2 | Darf nicht in die Hände von Kindern gelangen. |
| S3 | Kühl aufbewahren. |
| S4 | Von Wohnplätzen fernhalten. |
| S5 | Unter ... aufbewahren (geeignete Schutzflüssigkeit ist anzugeben). |
| S6 | Unter ... aufbewahren (inertes Gas ist anzugeben). |
| S7 | Behälter dicht geschlossen halten. |
| S8 | Behälter trocken halten. |
| S9 | Behälter an einem gut gelüfteten Ort aufbewahren. |
| S12 | Behälter nicht gasdicht verschließen. |
| S13 | Von Nahrungsmitteln, Getränken und Futtermitteln fernhalten. |
| S14 | Von ... fernhalten. (Inkompatible Substanzen sind anzugeben.). |
| S15 | Vor Hitze schützen. |
| S16 | Von Zündquellen fernhalten – Nicht rauchen. |
| S17 | Von brennbaren Stoffen fernhalten. |
| S18 | Behälter mit Vorsicht öffnen und handhaben. |
| S20 | Bei der Arbeit nicht essen und trinken. |
| S21 | Bei der Arbeit nicht rauchen. |
| S22 | Staub nicht einatmen. |
| S23 | Gas/Rauch/Dampf/Aerosol nicht einatmen (Geeignete Bezeichnung(en) sind anzugeben). |
| S24 | Berührung mit der Haut vermeiden. |
| S25 | Berührung mit den Augen vermeiden. |
| S26 | Bei Berührung mit den Augen gründlich mit Wasser abspülen und Arzt konsultieren. |
| S27 | Beschmutzte, getränkte Kleidung sofort ausziehen. |
| S28 | Bei Berührung mit der Haut sofort abwaschen mit viel ... (Mittel sind anzugeben). |
| S29 | Nicht in die Kanalisation gelangen lassen. |
| S30 | Niemals Wasser hinzufügen. |
| S33 | Maßnahmen gegen elektrostatische Aufladungen treffen. |
| S35 | Abfälle und Behälter müssen in gesicherter Weise beseitigt werden. |
| S36 | Bei der Arbeit geeignete Schutzkleidung tragen. |
| S37 | Geeignete Schutzhandschuhe tragen. |
| S38 | Bei unzureichender Belüftung Atemschutzgerät anlegen. |
| S39 | Schutzbrille/Gesichtsschutz tragen. |

| | |
|---|---|
| S40 | Fußboden und verunreinigte Gegenstände mit … reinigen. (Material ist vom Hersteller anzugeben). |
| S41 | Explosions- und Brandgase nicht einatmen. |
| S42 | Bei Räuchern/Versprühen geeignetes Atemschutzgerät anlegen (Geeignete Bezeichnung(en) sind anzugeben). |
| S43 | Zum Löschen … (Löschmittel ist anzugeben) verwenden (Wenn Wasser die Gefahr erhöht, anfügen: „Kein Wasser verwenden“). |
| S45 | Bei Unfall oder Unwohlsein sofort Arzt zuziehen (Wenn möglich, dieses Etikett vorzeigen). |
| S46 | Bei Verschlucken sofort ärztlichen Rat einholen und Verpackung oder Etikett vorzeigen. |
| S47 | Nicht bei Temperaturen über … °C aufbewahren (Temperatur ist anzugeben). |
| S48 | Feucht halten mit … (Geeignetes Mittel ist anzugeben). |
| S49 | Nur im Originalbehälter aufbewahren. |
| S50 | Nicht mischen mit … (Inkompatible Substanz ist anzugeben). |
| S51 | Nur in gut gelüfteten Bereichen verwenden. |
| S52 | Nicht großflächig für Wohn- und Aufenthaltsräume zu verwenden. |
| S53 | Exposition vermeiden! Vor Gebrauch besondere Anweisung einholen. |
| S56 | Diesen Stoff und seinen Behälter der Problemabfallentsorgung zuführen. |
| S57 | Zur Vermeidung einer Kontamination der Umwelt geeigneten Behälter verwenden. |
| S59 | Information zur Wiederverwendung/Wiederverwertung beim Hersteller/Lieferanten erfragen. |
| S60 | Dieser Stoff und sein Behälter sind als gefährlicher Abfall zu entsorgen. |
| S61 | Freisetzung in die Umwelt vermeiden. Besondere Anweisung einholen/Sicherheitsdatenblatt zu Rate ziehen. |
| S62 | Bei Verschlucken kein Erbrechen herbeiführen. Sofort ärztlichen Rat einholen und Verpackung oder dieses Etikett vorzeigen. |
| S63 | Bei Unfall durch Einatmen: Verunfallten an die frische Luft bringen und ruhig stellen. |
| S64 | Bei Verschlucken Mund mit Wasser ausspülen. (Nur wenn Verunfallter bei Bewusstsein ist). |

**Kombinationen der S-Sätze**

| | |
|---|---|
| S1/2 | Unter Verschluss und für Kinder unzugänglich aufbewahren. |
| S3/7 | Behälter dicht geschlossen halten und an einem kühlen Ort aufbewahren. |
| S3/9/14 | An einem kühlen, gut gelüfteten Ort, entfernt von ... aufbewahren (Die Stoffe, deren Kontakt vermieden werden muss, sind anzugeben). |
| S3/9/14/49 | Nur im Originalbehälter an einem kühlen, gut gelüfteten Ort, entfernt von ... aufbewahren (Die Stoffe, deren Kontakt vermieden werden muss, sind anzugeben). |
| S3/9/49 | Nur im Originalbehälter an einem kühlen, gut gelüfteten Ort aufbewahren. |
| S3/14 | An einem kühlen Ort, entfernt von ... aufbewahren (Stoff mit dem der Kontakt vermieden werden muss, ist anzugeben). |
| S7/8 | Behälter trocken und dicht geschlossen halten. |
| S7/9 | Behälter dicht geschlossen an einem gut gelüfteten Ort aufbewahren. |
| S7/47 | Behälter dicht geschlossen und nicht bei Temperaturen über ... °C aufbewahren. |
| S20/21 | Bei der Arbeit nicht essen, trinken, rauchen. |
| S24/25 | Berührung mit den Augen und der Haut vermeiden. |
| S29/56 | Nicht in die Kanalisation gelangen lassen, diesen Stoff und seinen Behälter der Problemabfallentsorgung zuführen. |
| S36/37 | Bei der Arbeit geeignete Schutzhandschuhe und Schutzkleidung tragen. |
| S36/37/39 | Bei der Arbeit geeignete Schutzkleidung, Schutzhandschuhe und Schutzbrille/Gesichtsschutz tragen. |
| S36/39 | Bei der Arbeit geeignete Schutzkleidung und Schutzbrille/Gesichtsschutz tragen. |
| S37/39 | Bei der Arbeit geeignete Schutzhandschuhe und Schutzbrille/Gesichtsschutz tragen. |
| S47/49 | Nur im Originalbehälter bei einer Temperatur von nicht über ... °C aufbewahren. (Temperatur ist anzugeben.). |

## E-Sätze

| | |
|---|---|
| E1 | Verdünnen, in den Ausguss geben (Wassergefährdungsklasse 0 bzw. 1). |
| E2 | Neutralisieren, in den Ausguss geben. |
| E3 | In den Hausmüll geben, gegebenenfalls in PE-Beutel (Stäube). |

| | |
|---|---|
| E4 | Als Sulfid fällen, den Niederschlag zu E8. |
| E5 | Mit Calcium-Ionen fällen, dann E1 oder E3. |
| E6 | Nicht in den Hausmüll geben. |
| E7 | Im Abzug entsorgen; wenn möglich verbrennen. |
| E8 | Der Sondermüllbeseitigung zuführen (Adresse zu erfragen bei der Kreis- oder Stadtverwaltung) Abfallschlüssel beachten. |
| E9 | Unter größter Vorsicht in kleinsten Portionen reagieren lassen (z. B. offen im Freien verbrennen). |
| E10 | In gekennzeichneten Glasbehältern sammeln:<br>1. „Organische Abfälle – halogenhaltig"<br>2. „Organische Abfälle – halogenfrei"<br>dann E8. |
| E11 | Als Hydroxid fällen (pH 8), den Niederschlag zu E8. |
| E12 | Nicht in die Kanalisation gelangen lassen (S-Satz S29). |
| E13 | Aus der Lösung mit unedlerem Metall (z. B. Eisen) als Metall abscheiden (E14, E3). |
| E14 | Recyclinggeeignet (Redestillation oder einem Recycling-unternehmen zuführen). |
| E15 | Mit Wasser vorsichtig umsetzen, evtl. frei werdende Gase verbrennen oder absorbieren oder stark verdünnt ableiten. |
| E16 | Nach speziellen Ratschlägen beseitigen. |

| Periode | OZ | Elementname | Symbol | 1s | 2s | 2p | 3s | 3p | 3d | 4s | 4p | 4d | 4f | 5s | 5p | 5d | 5f | 6s | 6p | 6d | 7s |
|---|---|---|---|---|---|---|---|---|---|---|---|---|---|---|---|---|---|---|---|---|---|
| 1 | 1 | Wasserstoff | H | **1** | | | | | | | | | | | | | | | | | |
| | 2 | Helium | He | **2** | | | | | | | | | | | | | | | | | |
| 2 | 3 | Lithium | Li | 2 | **1** | | | | | | | | | | | | | | | | |
| | 4 | Beryllium | Be | 2 | **2** | | | | | | | | | | | | | | | | |
| | 5 | Bor | B | 2 | 2 | **1** | | | | | | | | | | | | | | | |
| | 6 | Kohlenstoff | C | 2 | 2 | **2** | | | | | | | | | | | | | | | |
| | 7 | Stickstoff | N | 2 | 2 | **3** | | | | | | | | | | | | | | | |
| | 8 | Sauerstoff | O | 2 | 2 | **4** | | | | | | | | | | | | | | | |
| | 9 | Fluor | F | 2 | 2 | **5** | | | | | | | | | | | | | | | |
| | 10 | Neon | Ne | 2 | 2 | **6** | | | | | | | | | | | | | | | |
| 3 | 11 | Natrium | Na | 2 | 2 | 6 | **1** | | | | | | | | | | | | | | |
| | 12 | Magnesium | Mg | 2 | 2 | 6 | **2** | | | | | | | | | | | | | | |
| | 13 | Aluminium | Al | 2 | 2 | 6 | 2 | **1** | | | | | | | | | | | | | |
| | 14 | Silicium | Si | 2 | 2 | 6 | 2 | **2** | | | | | | | | | | | | | |
| | 15 | Phosphor | P | 2 | 2 | 6 | 2 | **3** | | | | | | | | | | | | | |
| | 16 | Schwefel | Si | 2 | 2 | 6 | 2 | **4** | | | | | | | | | | | | | |
| | 17 | Chlor | Cl | 2 | 2 | 6 | 2 | **5** | | | | | | | | | | | | | |
| | 18 | Argon | Ar | 2 | 2 | 6 | 2 | **6** | | | | | | | | | | | | | |
| 4 | 19 | Kalium | K | 2 | 2 | 6 | 2 | 6 | | **1** | | | | | | | | | | | |
| | 20 | Calcium | Ca | 2 | 2 | 6 | 2 | 6 | | **2** | | | | | | | | | | | |
| | 21 | Scandium | Sc | 2 | 2 | 6 | 2 | 6 | **1** | 2 | | | | | | | | | | | |
| | 22 | Titan(ium) | Ti | 2 | 2 | 6 | 2 | 6 | **2** | 2 | | | | | | | | | | | |
| | 23 | Vanadium | V | 2 | 2 | 6 | 2 | 6 | **3** | 2 | | | | | | | | | | | |
| | 24 | Chrom(ium) | Cr | 2 | 2 | 6 | 2 | 6 | **5** | 1 | | | | | | | | | | | |
| | 25 | Mangan | Mn | 2 | 2 | 6 | 2 | 6 | **5** | 2 | | | | | | | | | | | |
| | 26 | Eisen | Fe | 2 | 2 | 6 | 2 | 6 | **6** | 2 | | | | | | | | | | | |
| | 27 | Cobalt | Co | 2 | 2 | 6 | 2 | 6 | **7** | 2 | | | | | | | | | | | |
| | 28 | Nickel | Ni | 2 | 2 | 6 | 2 | 6 | **8** | 2 | | | | | | | | | | | |
| | 29 | Kupfer | Cu | 2 | 2 | 6 | 2 | 6 | 10 | **1** | | | | | | | | | | | |

| Periode | OZ | Elementname | Symbol | 1s | 2s | 2p | 3s | 3p | 3d | 4s | 4p | 4d | 4f | 5s | 5p | 5d | 5f | 6s | 6p | 6d | 7s |
|---|---|---|---|---|---|---|---|---|---|---|---|---|---|---|---|---|---|---|---|---|---|
| | 30 | Zink | Zn | 2 | 2 | 6 | 2 | 6 | 10 | **2** | | | | | | | | | | | |
| | 31 | Gallium | Ga | 2 | 2 | 6 | 2 | 6 | 10 | 2 | **1** | | | | | | | | | | |
| | 32 | Germanium | Ge | 2 | 2 | 6 | 2 | 6 | 10 | 2 | **2** | | | | | | | | | | |
| | 33 | Arsen | As | 2 | 2 | 6 | 2 | 6 | 10 | 2 | **3** | | | | | | | | | | |
| | 34 | Selen | Se | 2 | 2 | 6 | 2 | 6 | 10 | 2 | **4** | | | | | | | | | | |
| | 35 | Brom | Br | 2 | 2 | 6 | 2 | 6 | 10 | 2 | **5** | | | | | | | | | | |
| | 36 | Krypton | Kr | 2 | 2 | 6 | 2 | 6 | 10 | 2 | **6** | | | | | | | | | | |
| 5 | 37 | Rubidium | Rb | 2 | 2 | 6 | 2 | 6 | 10 | 2 | 6 | | | **1** | | | | | | | |
| | 38 | Strontium | Sr | 2 | 2 | 6 | 2 | 6 | 10 | 2 | 6 | | | **2** | | | | | | | |
| | 39 | Yttrium | Y | 2 | 2 | 6 | 2 | 6 | 10 | 2 | 6 | **1** | | 2 | | | | | | | |
| | 40 | Zirconium | Zr | 2 | 2 | 6 | 2 | 6 | 10 | 2 | 6 | **2** | | 2 | | | | | | | |
| | 41 | Niob(ium) | Nb | 2 | 2 | 6 | 2 | 6 | 10 | 2 | 6 | **4** | | 1 | | | | | | | |
| | 42 | Molybdän | Mo | 2 | 2 | 6 | 2 | 6 | 10 | 2 | 6 | **5** | | 1 | | | | | | | |
| | 43 | Technetium | Tc | 2 | 2 | 6 | 2 | 6 | 10 | 2 | 6 | **6** | | 1 | | | | | | | |
| | 44 | Ruthenium | Ru | 2 | 2 | 6 | 2 | 6 | 10 | 2 | 6 | **7** | | 1 | | | | | | | |
| | 45 | Rhodium | Rh | 2 | 2 | 6 | 2 | 6 | 10 | 2 | 6 | **8** | | 1 | | | | | | | |
| | 46 | Palladium | Pd | 2 | 2 | 6 | 2 | 6 | 10 | 2 | 6 | **10** | | | | | | | | | |
| | 47 | Silber | Ag | 2 | 2 | 6 | 2 | 6 | 10 | 2 | 6 | 10 | | **1** | | | | | | | |
| | 48 | Cadmium | Cd | 2 | 2 | 6 | 2 | 6 | 10 | 2 | 6 | 10 | | **2** | | | | | | | |
| | 49 | Indium | In | 2 | 2 | 6 | 2 | 6 | 10 | 2 | 6 | 10 | | 2 | **1** | | | | | | |
| | 50 | Zinn | Sn | 2 | 2 | 6 | 2 | 6 | 10 | 2 | 6 | 10 | | 2 | **2** | | | | | | |
| | 51 | Antimon | Sb | 2 | 2 | 6 | 2 | 6 | 10 | 2 | 6 | 10 | | 2 | **3** | | | | | | |
| | 52 | Tellur | Te | 2 | 2 | 6 | 2 | 6 | 10 | 2 | 6 | 10 | | 2 | **4** | | | | | | |
| | 53 | Iod | I | 2 | 2 | 6 | 2 | 6 | 10 | 2 | 6 | 10 | | 2 | **5** | | | | | | |
| | 54 | Xenon | Xe | 2 | 2 | 6 | 2 | 6 | 10 | 2 | 6 | 10 | | 2 | **6** | | | | | | |
| 6 | 55 | Caesium | Cs | 2 | 2 | 6 | 2 | 6 | 10 | 2 | 6 | 10 | | 2 | 6 | | | **1** | | | |
| | 56 | Barium | Ba | 2 | 2 | 6 | 2 | 6 | 10 | 2 | 6 | 10 | | 2 | 6 | | | **2** | | | |
| | 57 | Lanthan | La | 2 | 2 | 6 | 2 | 6 | 10 | 2 | 6 | 10 | **0** | 2 | 6 | 1 | | 2 | | | |
| | 58 | Cer(ium) | Ce | 2 | 2 | 6 | 2 | 6 | 10 | 2 | 6 | 10 | **2** | 2 | 6 | | | 2 | | | |

| Periode | OZ | Elementname | Symbol | 1s | 2s | 2p | 3s | 3p | 3d | 4s | 4p | 4d | 4f | 5s | 5p | 5d | 5f | 6s | 6p | 6d | 7s |
|---|---|---|---|---|---|---|---|---|---|---|---|---|---|---|---|---|---|---|---|---|---|
| | 59 | Praseodymium | Pr | 2 | 2 | 6 | 2 | 6 | 10 | 2 | 6 | 10 | **3** | 2 | 6 | | | 2 | | | |
| | 60 | Neodymium | Nd | 2 | 2 | 6 | 2 | 6 | 10 | 2 | 6 | 10 | **4** | 2 | 6 | | | 2 | | | |
| | 61 | Promethium | Pm | 2 | 2 | 6 | 2 | 6 | 10 | 2 | 6 | 10 | **5** | 2 | 6 | | | 2 | | | |
| | 62 | Samarium | Sm | 2 | 2 | 6 | 2 | 6 | 10 | 2 | 6 | 10 | **6** | 2 | 6 | | | 2 | | | |
| | 63 | Europium | Eu | 2 | 2 | 6 | 2 | 6 | 10 | 2 | 6 | 10 | **7** | 2 | 6 | | | 2 | | | |
| | 64 | Gadolinium | Gd | 2 | 2 | 6 | 2 | 6 | 10 | 2 | 6 | 10 | **7** | 2 | 6 | 1 | | 2 | | | |
| | 65 | Terbium | Tb | 2 | 2 | 6 | 2 | 6 | 10 | 2 | 6 | 10 | **9** | 2 | 6 | | | 2 | | | |
| | 66 | Dysprosium | Dy | 2 | 2 | 6 | 2 | 6 | 10 | 2 | 6 | 10 | **10** | 2 | 6 | | | 2 | | | |
| | 67 | Holmium | Ho | 2 | 2 | 6 | 2 | 6 | 10 | 2 | 6 | 10 | **11** | 2 | 6 | | | 2 | | | |
| | 68 | Erbium | Er | 2 | 2 | 6 | 2 | 6 | 10 | 2 | 6 | 10 | **12** | 2 | 6 | | | 2 | | | |
| | 69 | Thulium | Tm | 2 | 2 | 6 | 2 | 6 | 10 | 2 | 6 | 10 | **13** | 2 | 6 | | | 2 | | | |
| | 70 | Ytterbium | Yb | 2 | 2 | 6 | 2 | 6 | 10 | 2 | 6 | 10 | **14** | 2 | 6 | | | 2 | | | |
| | 71 | Lutetium | Lu | 2 | 2 | 6 | 2 | 6 | 10 | 2 | 6 | 10 | 14 | 2 | 6 | **1** | | 2 | | | |
| | 72 | Hafnium | Hf | 2 | 2 | 6 | 2 | 6 | 10 | 2 | 6 | 10 | 14 | 2 | 6 | **2** | | 2 | | | |
| | 73 | Tantal | Ta | 2 | 2 | 6 | 2 | 6 | 10 | 2 | 6 | 10 | 14 | 2 | 6 | **3** | | 2 | | | |
| | 74 | Wolfram | W | 2 | 2 | 6 | 2 | 6 | 10 | 2 | 6 | 10 | 14 | 2 | 6 | **4** | | 2 | | | |
| | 75 | Rhenium | Re | 2 | 2 | 6 | 2 | 6 | 10 | 2 | 6 | 10 | 14 | 2 | 6 | **5** | | 2 | | | |
| | 76 | Osmium | Os | 2 | 2 | 6 | 2 | 6 | 10 | 2 | 6 | 10 | 14 | 2 | 6 | **6** | | 2 | | | |
| | 77 | Iridium | Ir | 2 | 2 | 6 | 2 | 6 | 10 | 2 | 6 | 10 | 14 | 2 | 6 | **7** | | 2 | | | |
| | 78 | Platin | Pt | 2 | 2 | 6 | 2 | 6 | 10 | 2 | 6 | 10 | 14 | 2 | 6 | **9** | | 1 | | | |
| | 79 | Gold | Au | 2 | 2 | 6 | 2 | 6 | 10 | 2 | 6 | 10 | 14 | 2 | 6 | 10 | | **1** | | | |
| | 80 | Quecksilber | Hg | 2 | 2 | 6 | 2 | 6 | 10 | 2 | 6 | 10 | 14 | 2 | 6 | 10 | | **2** | | | |
| | 81 | Thallium | Tl | 2 | 2 | 6 | 2 | 6 | 10 | 2 | 6 | 10 | 14 | 2 | 6 | 10 | | 2 | **1** | | |
| | 82 | Blei | Pb | 2 | 2 | 6 | 2 | 6 | 10 | 2 | 6 | 10 | 14 | 2 | 6 | 10 | | 2 | **2** | | |
| | 83 | Bismut | Bi | 2 | 2 | 6 | 2 | 6 | 10 | 2 | 6 | 10 | 14 | 2 | 6 | 10 | | 2 | **3** | | |
| | 84 | Polonium | Po | 2 | 2 | 6 | 2 | 6 | 10 | 2 | 6 | 10 | 14 | 2 | 6 | 10 | | 2 | **4** | | |
| | 85 | Astat | At | 2 | 2 | 6 | 2 | 6 | 10 | 2 | 6 | 10 | 14 | 2 | 6 | 10 | | 2 | **5** | | |
| | 86 | Radon | Rn | 2 | 2 | 6 | 2 | 6 | 10 | 2 | 6 | 10 | 14 | 2 | 6 | 10 | | 2 | **6** | | |
| 7 | 87 | Francium | Fr | 2 | 2 | 6 | 2 | 6 | 10 | 2 | 6 | 10 | 14 | 2 | 6 | 10 | | 2 | 6 | | **1** |
| | 88 | Radium | Ra | 2 | 2 | 6 | 2 | 6 | 10 | 2 | 6 | 10 | 14 | 2 | 6 | 10 | | 2 | 6 | | **2** |

| Periode | OZ | Elementname | Symbol | 1s | 2s | 2p | 3s | 3p | 3d | 4s | 4p | 4d | 4f | 5s | 5p | 5d | 5f | 6s | 6p | 6d | 7s |
|---|---|---|---|---|---|---|---|---|---|---|---|---|---|---|---|---|---|---|---|---|---|
| | 89 | Actinium | Ac | 2 | 2 | 6 | 2 | 6 | 10 | 2 | 6 | 10 | 14 | 2 | 6 | 10 | **0** | 2 | 6 | 1 | 2 |
| | 90 | Thorium* | Th | 2 | 2 | 6 | 2 | 6 | 10 | 2 | 6 | 10 | 14 | 2 | 6 | 10 | **0** | 2 | 6 | 2 | 2 |
| | 91 | Protactinium* | Pa | 2 | 2 | 6 | 2 | 6 | 10 | 2 | 6 | 10 | 14 | 2 | 6 | 10 | **2** | 2 | 6 | 1 | 2 |
| | 92 | Uran(ium)* | U | 2 | 2 | 6 | 2 | 6 | 10 | 2 | 6 | 10 | 14 | 2 | 6 | 10 | **3** | 2 | 6 | 1 | 2 |
| | 93 | Neptunium* | Np | 2 | 2 | 6 | 2 | 6 | 10 | 2 | 6 | 10 | 14 | 2 | 6 | 10 | **4** | 2 | 6 | 1 | 2 |
| | 94 | Plutonium* | Pu | 2 | 2 | 6 | 2 | 6 | 10 | 2 | 6 | 10 | 14 | 2 | 6 | 10 | **6** | 2 | 6 | | 2 |
| | 95 | Americium* | Am | 2 | 2 | 6 | 2 | 6 | 10 | 2 | 6 | 10 | 14 | 2 | 6 | 10 | **7** | 2 | 6 | | 2 |
| | 96 | Curium* | Cm | 2 | 2 | 6 | 2 | 6 | 10 | 2 | 6 | 10 | 14 | 2 | 6 | 10 | **7** | 2 | 6 | 1 | 2 |
| | 97 | Berkelium* | Bk | 2 | 2 | 6 | 2 | 6 | 10 | 2 | 6 | 10 | 14 | 2 | 6 | 10 | **9** | 2 | 6 | | 2 |
| | 98 | Californium* | Cf | 2 | 2 | 6 | 2 | 6 | 10 | 2 | 6 | 10 | 14 | 2 | 6 | 10 | **10** | 2 | 6 | | 2 |
| | 99 | Einsteinium* | Es | 2 | 2 | 6 | 2 | 6 | 10 | 2 | 6 | 10 | 14 | 2 | 6 | 10 | **11** | 2 | 6 | | 2 |
| | 100 | Fermium* | Fm | 2 | 2 | 6 | 2 | 6 | 10 | 2 | 6 | 10 | 14 | 2 | 6 | 10 | **12** | 2 | 6 | | 2 |
| | 101 | Mendelevium* | Md | 2 | 2 | 6 | 2 | 6 | 10 | 2 | 6 | 10 | 14 | 2 | 6 | 10 | **13** | 2 | 6 | | 2 |
| | 102 | Nobelium* | No | 2 | 2 | 6 | 2 | 6 | 10 | 2 | 6 | 10 | 14 | 2 | 6 | 10 | **14** | 2 | 6 | | 2 |
| | 103 | Lawrencium* | Lr | 2 | 2 | 6 | 2 | 6 | 10 | 2 | 6 | 10 | 14 | 2 | 6 | 10 | 14 | 2 | 6 | **1** | 2 |
| | 104 | Rutherfordium* | Rf | 2 | 2 | 6 | 2 | 6 | 10 | 2 | 6 | 10 | 14 | 2 | 6 | 10 | 14 | 2 | 6 | **2** | 2 |
| | 105 | Dubnium* | Db | 2 | 2 | 6 | 2 | 6 | 10 | 2 | 6 | 10 | 14 | 2 | 6 | 10 | 14 | 2 | 6 | **3** | 2 |
| | 106 | Seaborgium* | Sg | 2 | 2 | 6 | 2 | 6 | 10 | 2 | 6 | 10 | 14 | 2 | 6 | 10 | 14 | 2 | 6 | **4** | 2 |
| | 107 | Bohrium* | Bh | 2 | 2 | 6 | 2 | 6 | 10 | 2 | 6 | 10 | 14 | 2 | 6 | 10 | 14 | 2 | 6 | **5** | 2 |
| | 108 | Hassium* | Hs | 2 | 2 | 6 | 2 | 6 | 10 | 2 | 6 | 10 | 14 | 2 | 6 | 10 | 14 | 2 | 6 | **6** | 2 |
| | 109 | Meitnerium* | Mt | 2 | 2 | 6 | 2 | 6 | 10 | 2 | 6 | 10 | 14 | 2 | 6 | 10 | 14 | 2 | 6 | **7** | 2 |
| | 110 | Darmstadtium* | Ds | 2 | 2 | 6 | 2 | 6 | 10 | 2 | 6 | 10 | 14 | 2 | 6 | 10 | 14 | 2 | 6 | **9** | 1 |
| | 111 | Roentgenium* | Rg | 2 | 2 | 6 | 2 | 6 | 10 | 2 | 6 | 10 | 14 | 2 | 6 | 10 | 14 | 2 | 6 | 10 | **1** |

Elektronenkonfiguration der Elemente im Grundzustand

* = Wahrscheinliche Elektronenkonfiguration

**Fette Schrift** = Schale, die gerade aufgebaut wird

= Nebengruppenelemente

= Nebengruppenelemente der Lanthanoide und Actinoide

# Literatur

## Zitierte und empfohlene Literatur


Apothekenbetriebsordnung (ApBetrO)

Autorenkollektiv, Physikalisches Praktikum für Anfänger, BSB B. G. Teubner Verlagsgesellschaft, Leipzig 1985/1988

Deutscher Arzneimittel-Codex (DAC), Ergänzungsbuch zum Arzneibuch, aktuelle Ausgabe, GOVI–Verlag, Eschborn

Doerffel K. Statistik in der analytischen Chemie. Deutscher Verlag für Grundstoffindustrie GmbH, Leipzig 1990

Europäisches Arzneibuch 5. Ausgabe. Deutscher Apotheker Verlag, Stuttgart 2008

Friedland J. Arzneiformenlehre. 5. Auflage. Wissenschaftliche Verlagsgesellschaft, Stuttgart 2005

Gebler H, Kindl G. (Hrsg.). Pharmazie für die Praxis. 5. Auflage. Deutscher Apotheker Verlag, Stuttgart 2005

Grimm D. Chemie. Deutscher Apotheker Verlag, Stuttgart 2008

Hörath H. Gefahrstoff-Verzeichnis. 7. Aufl. Deutscher Apotheker Verlag, Stuttgart 2007

http//www.ptb.de, Webseite der Physikalisch-Technischen Bundesanstalt Braunschweig

Kaufmann D, Fischer J. Kennzeichnung in der Apotheke. 2. Auflage. Deutscher Apotheker Verlag, Stuttgart 2007

Kaufmann D, Mahlmann W, Schult C. Gefahrstoff-Programm. Deutscher Apotheker Verlag, Stuttgart 2006

Kraus J. Vademecum für Pharmazeuten. 17. Aufl., Editio Cantor Verlag, Aulendorf 2001

Lehrbücher der organischen Chemie sowie Schultafelwerke und Zahlentafeln

Lehrbücher und Nachschlagewerke der Mathematik sowie Schultafelwerke und Zahlentafeln

Neues Rezeptur-Formularium (NRF), Sammlung zeitgemäßer Rezepturvorschriften, aktuelle Ausgabe, GOVI–Verlag, Eschborn

Neukirchen R. Pharmazeutische Gesetzeskunde. 4. Aufl. Deutscher Apotheker Verlag, Stuttgart 2006

Peuke C, Dreeke-Ehrlich M. Rezeptur für die Kitteltasche. 2. Aufl. Deutscher Apotheker Verlag, Stuttgart 2005

Schulz KH, Helmstädter A. Fachlatein. Govi-Verlag GmbH, Eschborn 2004

Seestädt P, Flathmann S, Grillenberger K. Wiedereinstieg in die Apotheke. Deutscher Apotheker Verlag, Stuttgart 2002

Seestädt P, Prus J. Galenisches Praktikum für PTA. Pharmazeutisch-technologische Übungen für Ausbildung und Praxis. Deutscher Apotheker Verlag, Stuttgart 2007

Thoma K. Apothekenrezeptur und -defektur. Ein Handbuch für die Herstellung von Arzneimitteln sowie Haut- und Körperpflegemitteln. Deutscher Apotheker Verlag, Stuttgart 2006

Wirth W, Gebler H, Eckert-Lill C. Praxisbezogenes Rechnen. Govi-Verlag GmbH, Eschborn 1998 (5. Auflage) und 2006 (6. Auflage)

# Sachregister

# Autoren

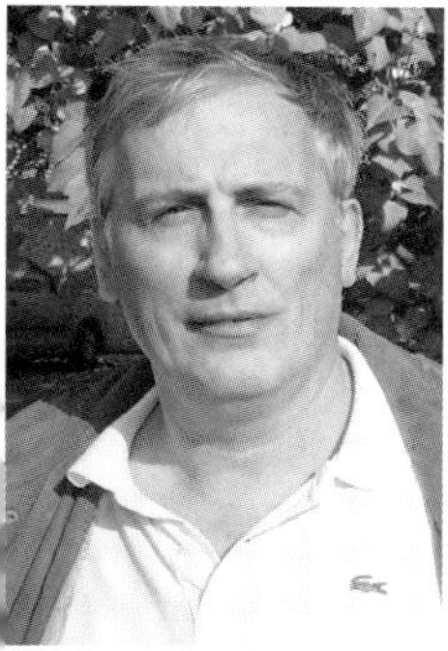

**Dr. Bernhard Müller**
Hirtenstr. 38
67714 Waldfischbach-Burgalben
formelfuchs@web.de

**Kurzvita**
Bernhard Müller ist promovierter Apotheker (nach der Ausbildung zum MTRA in Gießen und Studium der Pharmazie in Marburg). Er war Mitarbeiter am Institut für Geschichte der Pharmazie, führte zusätzlich das Graduiertenstudium Geschichte der Pharmazie durch, war Sanitätsoffizier der Bundeswehr, Leiter in der Qualitätssicherung und Apothekenleiter.
Seit Gründung der PTA Schule Mainz des Internationalen Bundes (IB) im Jahre 2003 ist er als Schulleiter, Fachdozent und Fachprüfer in den Fächern Galenik, Galenische Übungen, Medizinproduktekunde, Gefahrstoffkunde, Pharmazeutische Chemie, Chemische Übungen und Botanische Übungen sowie Apothekenpraxis tätig.

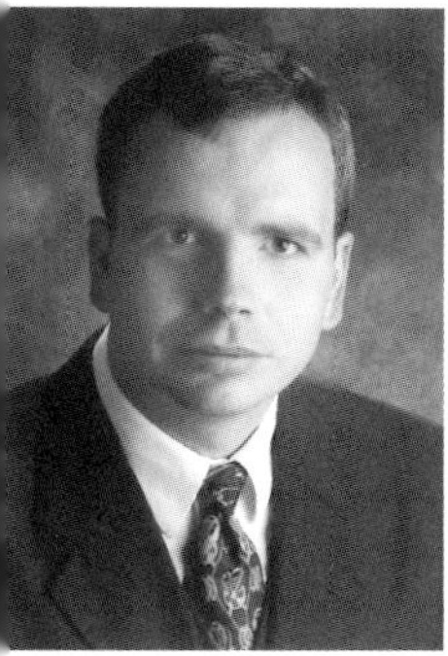

**Dr. Ralf Schwarzbach**
formelfuchs@web.de

**Kurzvita**
Ralf Schwarzbach ist promovierter Chemiker (Diplomstudium in Jena, Promotion in Mainz). Sein Arbeitsgebiet umfasst die metallorganische Chemie. Er war in verschiedenen Bereichen der Industrie tätig und ist seit 2004 als Honorardozent an der PTA-Schule des Internationalen Bundes (IB) in Mainz beschäftigt. Unterrichtsfächer sind Mathematik und Chemie.